精编妇产科精准医疗思维

主编　杨冬梅　任秀花

天津出版传媒集团

天津科技翻译出版有限公司

图书在版编目(CIP)数据

精编妇产科精准医疗思维 / 杨冬梅, 任秀花主编
. — 天津 : 天津科技翻译出版有限公司, 2022.8
ISBN 978-7-5433-4252-1

Ⅰ.①精… Ⅱ.①杨…②任… Ⅲ.①妇产科学
Ⅳ.①R71

中国版本图书馆 CIP 数据核字(2022)第 114155 号

精编妇产科精准医疗思维

JINGBIAN FUCHANKE JINGZHUN YILIAO SIWEI

出　　版:天津科技翻译出版有限公司
出 版 人:刘子媛
地　　址:天津市南开区白堤路 244 号
邮政编码:300192
电　　话:(022)87894896
传　　真:(022)87893237
网　　址:www.tsttpc.com
印　　刷:北京虎彩文化传播有限公司
发　　行:全国新华书店
版本记录:787mm×1092mm　16 开本　8 印张　140 千字
　　　　　2022 年 8 月第 1 版　2022 年 8 月第 1 次印刷
　　　　　定价:58.00 元

(如发现印装问题,可与出版社调换)

编者名单

主编

杨冬梅　山东省临沂市人民医院

任秀花　冠县妇幼保健院计划生育服务中心

张红娟　山东省滕州市妇幼保健院

陈云涛　临清市人民医院

王功英　青岛当代妇产医院

马雅欣　沧县医院

副主编

姚　吉　广东省汕头市中医医院

李志萍　广州医科大学附属第四医院

张凤凤　恩施土家族苗族自治州中心医院

覃瑶琴　恩施土家族苗族自治州中心医院

郑　斌　贵州水矿控股集团有限责任公司总医院

郝红娟　石家庄市第四医院

编委

陈珊珊　十堰市妇幼保健院

张　曼　滕州市中心人民医院

前　言

随着时代的进步,医疗技术的推陈出新为妇产科学的发展注入了许多新概念、新观点和新技术,也显著提高了妇产科各类疾病的治疗水平。妇产科医师需要不断地提升自身技术水平,才能更好地为患者服务。因此,为了跟上医学发展的脚步,传递全新的实用性知识,提高妇产科学领域的诊疗水平,更好地保障我国女性人群的健康,我们特邀一线的专家学者,编写了本书。

本书包含妇产科基础知识及临床常见疾病的诊断及治疗技术,主要介绍了女性生殖系统解剖与生理,妇科常见疾病及产科常见疾病的病因、临床表现、诊断与鉴别诊断、辅助检查、治疗以及预后等内容。全书内容丰富全面,结构层次清晰,语言简洁明了,资料翔实,可供广大从事妇产科的医务人员参考使用。

本书在编写过程中,参阅了大量文献,在此向参编人员表示感谢。由于编者时间和精力有限,书中难免在疏漏及不足之处,希望广大读者及同仁不吝赐教。

目　录

第一章

女性生殖系统生理与解剖

第一节　卵巢功能的旁分泌与自分泌调节

卵巢的功能主要是排卵和分泌性甾体激素。卵泡和卵母细胞的生长发育受内分泌、旁分泌和自分泌的作用,除促性腺激素和甾体激素等内分泌激素外,卵巢局部的旁分泌和自分泌的微环境参与了卵泡发育的整个过程。卵巢的自分泌、旁分泌调节因子的紊乱,还可能与多囊卵巢综合征(PCOS)及卵巢肿瘤的发生有关。

一、卵泡分化、排卵和黄体发生的分子基础

(一)原始卵泡的启动生长和分化

卵巢是由数以万计的卵泡组成,构成卵巢95%以上的卵泡是原始卵泡。原始卵泡是储存卵子的主要场所。卵泡是卵巢的基本功能单位,是卵子分化、成熟和排放的场所。卵泡中除卵子外,主要由两类细胞组成,即颗粒细胞(GC)和膜间质细胞(TC),它们合成和分泌雌激素和孕激素,以维持雌性性征。

原始卵泡由一层扁平的原始GC和一个未分化的卵细胞组成,其寿命在人类可长达50余年。出生前的女性胎儿的卵巢中大约有几百万个原始卵泡,到青春前期通过闭锁只剩下大约几十万个卵泡。女性一生中大约排出400个成熟卵子,其余99%以上的卵泡伴随月经周期的不同阶段闭锁。到目前为止,原始卵泡"启动"和"选择"生长的机制仍然不清楚。

有文献报道,小鼠和牛原始卵泡中的卵细胞在离体条件下可以生长,这为进一步研究原始卵泡生长启动的基因调控提供了重要思路。在原始卵泡生长启动中,GC的

分化和生长可能是关键。首先观察到GC由扁平变为立方形并开始增殖,围绕其内的卵母细胞也开始生长。而在人类最后一组原始卵泡的启动推迟至50年后,但有趣的是为什么一些原始卵泡能够启动生长,而其邻近的其他卵泡却保持静止,这种启动信号和选择机制是什么,至今尚不清楚。近来研究认为,启动卵泡生长的因子来自卵巢本身,与卵巢外因子无关。垂体分泌的促卵泡激素(FSH)在调节卵泡生长和GC分化中起重要作用,它可能是通过调节卵巢内在因子起作用。多种生长因子在离体下能直接刺激GC增殖。有文献证实,表皮生长因子(EGF)能刺激卵丘-卵母细胞复合体生长。以增殖细胞核(PCNA)为细胞增殖指标,作者比较研究了EGF和干细胞因子(SCF)对新生大鼠原始卵泡生长启动的影响,发现两者对GC分化的影响远早于FSH,提示EGF和SCF受体在GC上的分化可能早于FSH受体(FSHR)。通过原位杂交分析证实,FSHR mRNA在大鼠出生后的第6天,某些卵泡GC中才有表达,随后表达量逐渐增加,这也说明为什么FSH迟于EGF和SCF的作用,FSH只有到大鼠出生后第7天才对某些卵泡GC增殖有显著刺激作用。

原始卵泡细胞的分化可能还与激活素、孤儿受体等密切相关。这一作用可能是通过卵泡体细胞自分泌/旁分泌调控机制,与抑制素一起经双向调控FSHR和FSH基因表达实现的。FSHR和抑制素-α在初级卵泡GC开始表达,随卵泡发育而增高,提示初级卵泡GC表达的FSHR和抑制素-α对其分化的早期调控起重要作用。作者对大鼠的实验也证明,抑制素-α从生后第5天的卵泡GC中开始表达,随后逐渐增加,在窦状卵泡期达到高峰。健康卵泡GC中抑制素-αmRNA表达强,而卵细胞tPA活性弱;相反,闭锁卵泡卵细胞tPA活性高,而其GC表达的抑制素-αmRNA弱,说明GC表达的抑制素-α与卵细胞tPA活性有密切关系。孤儿受体是一类目前还未发现其配体的类固醇/甲状腺素受体超家族成员,TR3是一种"早期即刻表达基因"的产物,已发现在大鼠、小鼠和恒河猴生精细胞中表达,参与体内多种转录调控过程。TR3mRNA也在大鼠卵巢GC中表达,主要在发育早期增殖的GC中表达,在已分化GC中表达量很低,给新生幼鼠注射EGF可上调TR3mRNA表达。上述结果提示,EGF诱导TR3mRNA高水平表达可能与GC的生长与分化有关。最新研究发现,雄激素和其受体可能在调控原始卵泡启动生长过程中起关键性作用。在刚出生2天的小鼠卵巢中雄激素受体(AR)在原始卵细胞中强烈表达。在离体培养小鼠卵巢中加入外源雄激素培养10天,可观察到大量原始卵泡启动生长,成为初级卵泡。进一步实验发现,雄激素受体与配体的结合,可通过激活卵细胞PI3-K/Akt/Fox03a通路启动原始卵泡的生长。如在培养液中加入AR的阻断剂,其作用完全消失。但难以断定,在正常在体卵巢中,雄激素与其受体的相互作用是不是原始卵泡启动生长的真正原因,到目前为止,原始卵泡的启动生长和分化的资料仍然很少,对其分子机制的了解十分肤浅,还有待于进一步研究。

(二)优势卵泡与闭锁卵泡

每个月经(性)周期,在垂体分泌的FSH和卵巢中一些未知因子的作用下,卵巢中有一组原始卵泡开始启动生长,但其他绝大部分原始卵泡仍处于静止状态,但在灵长类启动生长的这组原始卵泡只有一个卵泡最终成熟、排卵,称为优势卵泡。而一起启动生长的其他卵泡都在不同的发育阶段萎缩,这些卵泡称为闭锁卵泡。卵泡闭锁是通过一种特殊的细胞死亡方式,即细胞凋亡实现的。细胞凋亡是在生理状态发生的细胞自杀现象。从形态看,卵泡闭锁有两种类型,一种起始于GC,一种起始于卵细胞。在前一种闭锁中可观察到,GC的DNA被激活的核内切酶被切割成185～200bp不同倍数的DNA裂解片段,而在后一种闭锁中首先观察到卵细胞瓦解。有关卵巢细胞的凋亡及其调控机制详见作者等刚发表的一篇综述论文。促性腺激素和卵巢自分泌/旁分泌因子对卵泡的正常生长和分化起决定性作用。有报道指出,GC表达的原癌基因bcl-2家族与抑癌基因家族的相互作用对决定卵泡命运起重要作用。GC表达的抑制素、激活素以及卵泡抑素等局部因子通过FSH调节卵泡的分化。抑制素和卵泡抑素主要抑制垂体FSH分泌,而激活素可促进FSH分泌。抑制素和激活素属于TGF-B超家族成员,抑制素有2种:抑制素A(α-βA)和抑制素B(α-βB)。激活素有3种,即激活素A(βA-βA)、激活素B(βB-βB)和激活素AB(βA-βB)。卵泡抑素是由单个基因编码的富含半胱氨酸的单链糖蛋白,不属于TGF-β超家族成员,卵泡抑素通过与激活素的β亚基相连阻断其与受体的作用,从而抑制了激活素的生理作用;卵泡抑素虽然也与抑制素结合,但其亲和系数较低,起不到抑制抑制素的作用。离体实验证明,激活素有可能促进GC增殖和分化。敲除小鼠激活素Ⅱ型β受体,卵泡发育受阻于早期阶段;有报道指出,激活素促进小卵泡GC的FSH受体形成和P450芳香化酶活性,从而增加GC雌激素的产生。同时激活素能增强FSH诱导抑制素形成,抑制素α、βA的高量表达是健康卵泡的特征。一般认为,GC分泌的抑制素可通过血液循环长弧负反馈作用用于垂体抑制FSH分泌;最新研究表明,抑制素可通过自分泌机制直接抑制GC中FSHR表达,通过短弧调控机制抑制FSH对GC的功能。

在闭锁卵泡中,抑制素的表达水平明显下降。在卵泡发育早期,GC表达高量抑制素,而在卵母细胞中表达组织型纤溶酶原激活因子(tPA)mRNA,其mRNA因受抑制素的抑制,受到禁锢而不能翻译成tPA蛋白。可以设想,当排卵前垂体LH/FSH分泌峰出现后,GC表达的激活素有下降,此时抑制素分泌也显著降低,卵细胞的tPAmRNA解除禁锢而翻译成tPA,后者对于排卵前卵丘细胞扩散和使卵丘-卵母细胞与GC层的分离起决定性作用。此时表达的卵细胞tPA活性对卵细胞成熟和排卵可能起重要作用;同时也可推测,在非正常情况下,发育不同阶段的卵泡,当卵泡内正常信息传递受阻,导致卵泡GC表达的抑制素下降时,卵细胞中的tPAmRNA提前解除禁锢而翻译成tPA,产生蛋白水解作用,导致卵细胞瓦解,引发卵泡闭锁。这一过程可能在分化的卵泡各个时期都有发生,这可能是源于卵母细胞的卵泡闭锁发生的分子机制。实验证明,雌激素在决定优势卵泡的形成过程中起决定性作用。雌激素与FSH协同,一方面增加GC中促黄体素(LH)受体分化,同时它又促进GC芳香化酶的合成,后者又进一步促进GC雌激素的合成,形成良性循环。可以设想,如果同时启动的一组原始卵泡其中有一个卵泡分泌比其他卵泡较多的雌激素,这个卵泡将进入良性循环状态,也只有这个卵泡的GC能表达出足够的LH受体,应答垂体LH分泌峰的作用而排卵;而与其一同生长的其他卵泡由于分泌较少的雌激素,在卵泡发育不同阶段走向闭锁。异卵双胎的发生机制从中可找到答案。一起启动生长的原始卵泡在发育过程中设想,有2个或多个卵泡产生完全相同量的雌激素,彼此难以相互抑制,并都能充分分化出LH受体,彼此都能接受LH刺激,并产生多排卵和多卵受精现象,因而出现多胞胎。多胞胎现象的自然发生率很低。

(三)两种细胞两种促性腺激素学说

哺乳动物卵巢主要含有两类体细胞,即GC和构成卵泡壁的膜间质细胞(TC)。GC含有FSH受体,在发育后期在FSH和雌激素作用下也能分化出LH受体,而TC只含有LH受体。卵巢在FSH和LH作用下可合成雌激素、孕激素和雄激素。进一步研究发现,GC缺乏甾体激素合成通路中由孕激素转化为雄激素所必需的转化酶,不能由黄体酮转化为雄激素,因而GC的积累产物是黄体酮;而TC虽然能由黄体酮进一步转化为雄激素,但它缺少芳香化酶,不能进一步芳香化转化为雌激素。有文献证实,TC在LH作用下所产生的雄激素可被GC利用,并在芳香化酶作用下转化为雌激素。

(四)排卵

排卵有两个前提条件,在排卵前卵丘-卵母细胞复合体脱离GC层,游离于卵泡腔;卵泡壁特定部位的有限局部破裂。近百年来,已有许多学说试图解释卵泡的破裂机制。影响较大的学说有神经支配学说、卵泡内压学说、卵泡表面蛋白水解学说和炎性反应学说。前3种学说先后都被科学实验否定。炎性反应学说依据的事实是在排卵前卵泡要产生某些类似于"炎症"的现象,炎性反应是一个极其复杂的生理过程,可由许多与组织重建和改组相关的因素诱发,因果关系难以分清。排卵前后总伴随剧烈的组织重建和改组,伴随蛋白水解和血管发生,难以断定在这些"炎症"现象中,什么因子才是导致卵泡破裂的真正因子。

有文献在20世纪初就提出纤溶与卵泡破裂相关的见解,可直到20世纪70年代,才有实验证实纤溶酶可直接降解牛卵泡壁并可能与卵泡壁破裂相关。纤溶酶系统属丝氨酸蛋白酶,具有组氨酸(His)、门冬氨酸(Asp)和丝氨酸(Ser)组成的催化活性中心,具有广泛水解酶活性。其前体纤溶酶原可在纤溶酶激活因子(tPA,uPA)作用下,在其Arg560-Val561处断裂形成由二硫键连接的双链分子纤溶酶。纤溶酶主要是通过打开纤维蛋白分子的Arg-x和Lys-x键,从降解细胞外基质(ECM)纤溶酶原激活因子(PA),PA有两种,即组织型PA(tPA)和尿激酶型PA(uPA)。tPA、uPA和它们的抑制因子PAI-1和PAI-2参与许多生理和病理过程,如肿瘤发生、细胞迁移、组织重建和改组、伤口愈合、乳腺增生、子宫内膜周期性变化、胚胎植入和精子发生等。激活因子和抑制因子基因在某种特定细胞中的特异作用,是由在细胞上控制它们转录和表达的激素特异受体或因子决定的。PA和PA抑制因子表达产物(蛋白)分泌出来后,立即与其细胞表面受体或细胞间质或细胞表面结合蛋白结合。这种结合可局限作用时间,延长半衰期,而且可使它们的作用强度提高200~300倍。PA在细胞间或细胞表面上的局部蛋白水解作用受到它们的特异抑制因子的调控和制约,以便保证在非常特异情况下和定向地完成局部细胞外基质(ECM)降解时,不危害邻近的细胞和组织,而且能迅速恢复其功能。ECM是构成卵泡骨架的基本成分,它在细胞间形成了一个复杂的动态变化网络系统。ECM不仅是组织结构上的支持要素,而且在连接细胞与细胞、组织与组织,介导细胞间的信息传导,调节细胞增殖、发育、迁移和代谢过程中起重要作用。因此,由PA系统所调控的ECM降解的改变将会广泛影响机体的各种生理和病理过程。

卵泡壁破裂伴随着卵巢各类细胞一系列在生理、生化和形态上的协同变化,给猴和大鼠注射PMSG,刺激卵泡生长,再注射人绒毛膜促性腺激素(hCG)诱发排卵。在激素处理的不同时间,取出卵巢,分离GC、TC,并测定tPA、uPA和抑制因子PAI-1表达的变化。GC中的tPA(而不是uPA),在排卵前达到高峰,在排卵后即刻下降,说明GC中,tPA与排卵密切相关,膜细胞(TC)主要产生PAI-1,同样受促性腺激素调控。在促性腺激素作用下,GC中的tPA和TC中的PAI-1基因在时间和空间上的协同表达,导致GC中的tPA活性在排卵前达到高峰,在tPA峰值前和排卵后、TC中的PAI-1活性出现2次高峰,以局限和阻止排卵前后高量的tPA对邻近卵泡可能发生的伤害作用。tPA和PAI-1的协同表达和相互作用使排卵卵泡形成局部蛋白水解流"窗口域",对卵泡的局限定向破裂起重要调控作用。卵丘-卵细胞复合体脱离GC细胞层,取决于卵丘细胞扩散。实验发现卵细胞也表达tPA,它也受促性腺激素同步调节,并证明与卵细胞成熟和卵丘细胞扩散有关。上述事实说明,tPA和PAI-1在卵巢不同细胞中的协同表达可诱发排卵。

(五)黄体发生和萎缩

黄体(CL)是在排卵后,由残留的颗粒细胞和膜间质细胞分化形成的一个暂时性内分泌腺器官,主要分泌黄体酮,维持妊娠。黄体发生和萎缩调控机制是生殖研究的一个重要方面,但至今尚未取得明显进展。大鼠和恒河猴GC和TC都能表达tPA、uPA和PAI-1。了解黄体细胞是否也能表达这些分子以及它们在黄体形成和萎缩过程中所起的作用是一个十分有意义的问题。将恒河猴黄体抽提液与蛋HA-琼脂糖4B小株温育,在小株上预先包被正常兔血清或抗tPA或uPA抗体,免疫沉淀后检测上清中PA的活性。在包被正常兔血清的实验组上清中,发现有tPA、uPA活性,经tPA抗体沉淀后上清中仅存在有uPA活性,而经uPA抗体沉淀后上清中只有uPA活性。恒河猴黄体的2种PA,分子量分别与人的tPA和uPA相同,同时也发现PAI-1的存在。在妊娠和假孕大鼠的CL中也鉴别出tPA、uPA和PAI-1。实验证明,恒河猴和大鼠早期发育的CL主要分泌uPA,而tPA活性很低;当CL开始萎缩时,黄体酮突然下降,并伴同tPA急剧上升,而uPA却降至最低水平。在tPA峰前还出现一个PAI-1分泌高峰。tPA、uPA和PAI-1mRNA在CL中的定位和含量的变化,与其蛋白活性的变化完全一致。实验证实,uPA可能与黄体发生,而tPA与黄体萎缩有重要关系。

为肯定tPA对黄体萎缩的直接作用,在离体下观察tPA和uPA抗体对大鼠和恒河猴CL分泌黄体酮的影响。培养液中加tPA,可使CL细胞黄体酮下降54%;相反,加入tPA单抗以中和内源产生的tPA,CI黄体酮的分泌增加100%。这种影响在恒河猴的实验中也得到证实。与此相反,uPA对CL细胞合成黄体酮的能力无任何影响,提示uPA可能在黄体形成初期仅对血管的发生起重要作用。已证明PRL和LH对大鼠黄体功能的维持有协同作用,在培养的恒河猴CL细胞中,LH似乎有抑制tPA而刺激黄体酮产生的作用。两种激素协同可进一步增加黄体酮产生并完全抑制tPA的合成。而对uPA无明显影响。黄体除分泌黄体酮外,还分泌其他甾体激素和各种肽类促黄体因子。它们可作为旁分泌或自分泌因子调节黄体的功能。进一步实验证明,干扰素-γ和肿瘤坏死因子TNF-α除抑制黄体黄体酮分泌外,可明显刺激tPA的产生。但其作用机制尚不清楚,最新研究证明,甾体合成敏感调节蛋白(StAR)是黄体重要的功能指标,IFN-γ和TNF-α也明显抑制StAR的表达。热休克蛋白-70(HSP-70)表达在黄体萎缩过程中突然增加,并能抑制StAR的表达和CL黄体酮产生;除PA-PAI-1系统外,细胞因子、$PGF_{2\alpha}$、PDF-70、抑制素和激活素,通过自分泌或旁分泌作用影响StAR的表达,是调节黄体萎缩的重要机制。

二、卵巢自分泌、旁分泌调节因子

(一)TGF-β超家族生长因子

TGF-β广泛分布于各种不同组织和不同物种中,这个超家族成员包括:抑制素、激活素、卵泡抑素、转化生长因子β(TGF-β)、AMH、BMP、GDF等。

1.抑制素、激活素和卵泡抑素

抑制素由组成因子的亚单位不同,在女性生殖系统中主要有抑制素A(α-βA)和抑制素B(α-βB),由卵巢颗粒细胞和泡膜细胞分泌,对卵泡的发育起自分泌和旁分泌的作用,在卵泡发育中,窦前卵泡细胞即开始分泌抑制素B,在卵泡早中期占优势,FSH降低前达高峰。窦前卵泡不分泌抑制素A,到窦卵泡的卵泡细胞同时分泌抑制素A和B,但是,血抑制素A在卵泡晚期才上升并与LH同时达到高峰,排卵后迅速下降,黄体中期再上升达最高峰,后逐渐下降至基础水平,提示抑制素A可能与优势卵泡的生长有关。抑制素有抑制垂体分泌FSH的作用,并能增强卵泡细胞对LH的反应性,刺激雄激素合成的关键酶细胞色素P450c17的表达及活性,从而促进雄激素的产生。

激活素在卵泡液中主要有激活素A(βAβA)、激活素AB(βAβB)、激活素B(βBβB)。激活素βAmRNA在优势卵泡的颗粒细胞、膜细胞及黄体细胞均有表达,在小闭锁卵泡颗粒层弱表达。而激活素βBmRNA在小闭锁卵泡的颗粒细胞中大量存在,但在优势卵泡中不存在。激活素通过与其特异受体结合而发挥生理效应,激活素受体分为Ⅰ型和Ⅱ型,Ⅰ型受体包括ActRⅠA和ActRⅠB,Ⅱ型受体包括ActRⅡA和ActRⅡB。激活素通过增加颗粒细胞对FSH的反应,促进卵泡发育,降低雄激素合成并促进卵母细胞成熟。

卵泡抑素主要由卵巢颗粒细胞、激活素和抑制素结合蛋白,卵泡抑素与激活素β亚单位结合,阻止激活素与其受体结合,从而拮抗激活素诱导的FSH受体和E_2生物合成,FS过表达使卵泡发育暂停并降低卵母细胞发育。抑制素、激活素和卵泡抑素3种多肽通过反馈调节促性腺激素的分泌及以自分泌/旁分泌方式,调节卵巢产生甾体激素并促进卵泡的发育、卵母细胞的成熟,控制优势卵泡和闭锁卵泡的形成。

2.抗米勒管激素

抗米勒管激素(AMH)是对原始卵泡向初级卵泡的转化进行负调节的因子,AMH

的表达仅限于性腺,由生育年龄女性的颗粒细胞表达,随着年龄的增长,血 AMH 的浓度逐渐下降,绝经后无法测得。始基卵泡的前颗粒细胞不表达 AMH,当始基卵泡募集进入生长池,颗粒细胞开始表达 AMH。AMH 表达的最高水平在大的窦前卵泡和小的窦状卵泡(直径≤4mm)中,在闭锁卵泡的膜细胞、卵母细胞和卵巢间质细胞中不表达,随着卵泡发育增大,AMH 的表达逐渐消失,在≥8mm 的卵泡中几乎不表达,仅限于卵丘颗粒细胞的极微弱的表达。

AMH 可通过抑制 FSH 对卵泡发育的募集起调节作用,FSH 激活颗粒细胞增生和激素的合成,诱导颗粒细胞中的芳香化酶活性,促进雌二醇(E_2)的合成与分泌,并诱导和维持颗粒细胞的黄体生成素(LH)受体的表达。而 AMH 可抑制颗粒细胞的芳香化酶 mRNA 的表达,降低 LH 受体的数目从而控制卵泡的优势选择。AMH 可调节卵细胞的减数分裂,抑制颗粒细胞增殖和卵细胞的成熟,抑制了始基卵泡发育的起始,即抑制了生长卵泡募集的起始。

与排卵正常女性相比,PCOS 患者血清及卵泡液 AMH 水平均较高,升高的 AMH 血清水平损害了卵母细胞的生长和胚胎质量。最近的研究发现,PCOS 患者中升高的卵泡液 AMH 浓度损害了卵母细胞的质量和成熟度,其分子机制目前尚不明确。然而也有研究发现,PCOS 患者中,卵泡液高 AMH 浓度组较低浓度组的受精率、移植率及临床妊娠率均较高。在排卵正常女性中,卵泡液中 AMH 浓度仅仅与卵母细胞的质量和移植率呈正相关,而与受精率、胚胎卵裂率及胚胎形态无关,但也有研究显示,在 IVF 中,低 AMH 水平使受精率下降,胚胎发育率受损,流产率增高。

3.骨形成蛋白

骨形成蛋白(BMP)家族成员参与卵泡/卵母细胞生长发育的调节。其受体包括 BMPR-ⅠA、BMPR-ⅠB 及 BMPR-Ⅱ,这些受体表达于颗粒细胞及卵母细胞中。原始卵泡的卵巢间质细胞和前泡膜细胞产生的 BMP-4 和 BMP-7 促使原始卵泡向初级卵泡转化。BMP-15 由早期的卵母细胞产生,能刺激颗粒细胞增殖。窦卵泡发育期颗粒细胞产生的 BMP-2、BMP-5、BMP-6 和膜细胞产生的 BMP-2、BMP-4、BMP-7 以及来自卵母细胞的 BMP-6、BMP-15 具有促进颗粒细胞增生、维持卵泡生存、发育的作用,能抑制颗粒细胞 FSH 受体表达,防止 FSH 诱导的黄体酮产生从而防止卵泡过早黄素化的作用。

4.生长分化因子-9

人初级卵泡中的卵母细胞表达生长分化因子-9(GDF-9),但原始卵泡中的卵母细胞不表达 GDF-9,GDF-9 的受体为 BMP 受体Ⅱ,表达于颗粒细胞。GDF-9 调控早期卵母细胞发育,它既可直接促进颗粒细胞的增殖和分化,同时又可通过拮抗 FSH 对颗粒细胞的正性作用,精确地调节颗粒细胞的增殖和分化。体外培养人卵巢经GDF-9作用后,原始卵泡减少,初级和次级卵泡明显增加。GDF-9在窦卵泡的发育中也起到了关键作用,通过调节促性腺激素的作用发挥生理作用,具有与BMP-15和BMP-6相似的作用,能抑制FSH刺激黄体酮和雌激素的产生,减少由FSH诱导的LH受体的形成。GDF-9还同时具有抑制P450芳香化酶活性的作用。BMP-15和CDF-9均由卵母细胞分泌,在大多数卵泡发育期常共同表达,CDF-9基因突变小鼠生殖表型与BMP-15基因突变相似,因此推测BMP-15和GDF-9形成异源二聚体发挥协同的作用的同一功能的信号单位。

5.TGF-β

卵巢细胞能产生3种TGF-β同分异构体,分别为TGF-β_1、TGF-β_2、TGF-β_3,在窦前卵泡及以后的发育卵泡中均有表达。在人类的颗粒细胞和泡膜细胞中均有表达,Ⅰ型和Ⅱ型TGF-β受体广泛存在各种组织中。TGF-β在卵巢的作用与激活素A相似,能刺激FSH受体的表达,放大FSH诱导的芳香化酶的活性、抑制素的产生、黄体酮的产生和诱导LH受体产生,抑制膜细胞P450c17的表达和雄激素产生。TGF-β_3除了在窦卵泡发育中起重要作用,对黄体的形成和维持也具有重要作用。TGF-β_3介导了泌乳素促黄体作用和抑制黄体细胞凋亡的作用。

(二)胰岛素样生长因子

胰岛素样生长因子(IGF)是主要由肝脏分泌的一种多功能性细胞增殖调控因子,具有促有丝分裂、促分化、抗凋亡的作用。卵巢是肝脏外合成ICF的场所之一,IGF是卵巢功能重要的调节因子系统之一,包括对卵泡生长、成熟、排卵或闭锁以及甾体激素形成的调节。这一系统包括:2个配体,IGF Ⅰ和ICF Ⅱ;2型受体,ICF Ⅰ型受体和IGF Ⅱ型受体;主要有6种IGF结合蛋白(IGFBP1-6)。最近在硬骨鱼上发现了新的IGF配体IGF。

循环IGF-Ⅰ水平随增龄而增高,青春期达高峰,以后逐渐下降,到60岁时下降约40%。而血IGF-Ⅱ水平在青春期后处于稳定水平。人类血液中IGF-Ⅱ浓度是IGF-Ⅰ的2~3倍。正常女性月经周期中血清IGF-Ⅰ和IGF-Ⅱ浓度无周期性变化。IGF-Ⅰ和IGF-Ⅱ的生物活性和有效性,均受体液中IGFBP的调节,体液中大部分IGF与多种IGFBP结合。IGFBP主要在肝脏生成,颗粒细胞及膜细胞均表达IGFBP。IGFBP与IGF的亲和力高于IGFR,它们与IGF结合后使其失活,游离IGF减少,从而抑制IGF的生理作用。

IGF-Ⅰ有促进颗粒细胞和卵泡膜细胞的细胞增殖、卵泡发育及雄激素和雌二醇分泌的作用。有研究发现,IGF-ⅠmRNA及相应的蛋白质分布于小卵泡(4~6mm)的卵泡膜细胞中,IGF-ⅡmRNA及相应的蛋白质分布于所有卵泡的卵泡膜细胞和颗粒细胞中,而在小卵泡的卵泡膜细胞中含量略低。IGF-Ⅰ对不依赖于促性腺激素作用早卵泡期的发育可能起了更为重要的作用,促使原始卵泡向窦卵泡期转化并诱导颗粒细胞FSH受体表达。卵泡内存在IGF-Ⅰ与FSH的正反馈回路,IGF-Ⅰ具有放大FSH的作用。IGF-Ⅱ能调节FSH刺激窦前卵泡的生长和分泌E_2,体外实验证实,FSH能刺激窦前卵泡IGF-ⅡmRNA及相应的蛋白质合成增加,以E_2占优势的卵泡液中含有高浓度的IGF-Ⅱ,IGF-Ⅱ抑制局部IGFBP-2的生成,并促进IGFBP-4水解酶水平增高,使IGFBP-4降解增加,导致卵泡液中高浓度的游离IGF-Ⅱ,增高的IGF-Ⅱ通过IG-FR-Ⅱ,以自分泌调节的方式,放大FSH刺激GC的E_2合成。而非优势卵泡的FF中IGF-Ⅱ浓度较低,ICFBP-4、IGFBP-2含量较高,IGF-Ⅱ生物利用度下降,不能放大FSH促颗粒细胞E_2生成的作用,导致发育受阻及闭锁。ICF3mRNA在早卵泡期表达相对较低,然而在成熟卵泡中高表达;IGF3mRNA主要表达于卵泡壁细胞中,而在卵母细胞中表达较低,可促进卵母细胞的成熟。在依赖于促性腺激素作用的卵泡发育后期,IGF具有协同和放大促性腺激素作用,诱导芳香化酶和LH受体的表达,协同LH诱导生殖泡破裂,并促进黄体颗粒细胞合成雌激素和孕激素。

IGFBP参与了窦卵泡发育、成熟和黄体形成的整个调节过程。在正常女性及PCOS患者的小卵泡中(4~6mm)未测得IGFBP-1mRNA,而在优势卵泡的颗粒细胞中大量存在,与卵泡大小、E_2水平呈正相关,且排卵前卵泡液中浓度高于血清的4.5倍,至黄体后期下降预示黄体的衰竭。IGFBP-2、ICFBP-4mRNA及其蛋白大量存在于小卵泡及闭锁卵泡的GC及卵泡膜细胞中,尤其是雄激素占优势的卵泡。随着卵泡的增大,ICFBP-2、IGFBP-4表达逐渐下降,在E_2占优势的卵泡中几乎测不出。IGFBP-3mRNA及其蛋白在正常女性的健康小卵泡、闭锁卵泡及PCOS卵泡的FF中无明显差异,均占优势,但在优势卵泡的卵泡液中其浓度明显下降,而在正常女性血液中,IGFBP-3却不随月经周期而变化。IGFBP-5mRNA无论在健康小卵泡还是PCOS的卵泡的各类细胞中均有中等量的表达,在优势卵泡的间质细胞中大量表达。整个黄体期的黄体存在ICFBPI-6mRNA及其蛋白,黄体中期IGFBP-2、IGFBP-4、IGFBP-5呈高表达,而IGFBP-3、IGFBP-6无显著差异。IGFBP-4与IGF具有高度的亲和力,是IGF作用的一种潜在抑制剂。

(三)Kitligand(KL)和c-kit

Kitligand(KL)(Kit配体),是酪氨酸激酶受体的配体。c-Kit是Kit基因编码的一个受体蛋白。KL和c-Kit对原始生殖细胞的生存、迁移、增殖和卵泡发育均有作用,参与了卵泡早期发育中的许多事件,如原始卵泡生长的启动、卵泡膜细胞和卵泡腔的形成等,对出生前后胎儿卵巢上的原始卵泡存活十分重要。

KL主要表达于颗粒细胞、上皮细胞、间质细胞等,在发育阶段卵泡有高表达,处于原始卵泡和初级卵泡的颗粒细胞表达较低,在卵母细胞也有表达。KL通过与卵母细胞的相应受体c-Kit结合,从而启动并促进卵母细胞的发育。此外,KL也可以通过与基质/间质细胞和壁细胞上的c-Kit结合,刺激间质细胞、壁细胞的生长发育。KL的缺失将使原始卵泡向初级卵泡转化发生障碍。

在卵泡发育晚期,KL的表达进一步增加而且分布发生改变,大鼠的小窦卵泡中,卵丘细胞的表达高于壁层颗粒细胞,但经hCG诱导卵母细胞发生减数分裂后,表达量进一步发生改变,卵丘细胞表达量显著下降,甚至无法测得,而壁层颗粒细胞呈高水平表达。推测KL对减数分裂的启动有抑制作用。体外实验也证明加入重组KL的培养的卵母细胞减数分裂被阻滞。LH峰的出现可能降低了与卵母细胞毗邻的卵丘颗粒细胞KL的产生,从而启动减数分裂。GDF-9、BMP-15等具有抑制毗邻卵丘细胞产生KL的作用。KL与BMP-15相联系形成负反馈环,调节卵泡的发育,BMP-15能够刺激颗粒细胞KLmRNA的表达,而KL反过来能够抑制卵母细胞BMP-15的表达,应用抑制性抗体阻断c-Kit将会明显抑制BMP-15促颗粒细胞有丝分裂的活性,这三者之间形成的反馈联系可能在早期卵泡的发育过程中起着重要的作用。

(四)促神经生长素生长因子家族

脑来源的促神经生长因子(BDNF)、神经生长因子(NGF)、NT-3和NT-4/5是促神经生长素(NT)家族的主要成员,是一类促进神经系统生长分化的细胞因子,不只存在于神经系统中,同时也存在于人类卵巢中,具有促进卵子的生成及卵母细胞中细胞质成熟的作用。通过高亲和受体原肌球蛋白受体激酶(Trk)和低亲和受体p75发挥作用。研究发现,NGF基因缺失小鼠卵巢初级和次级卵泡显著减少,而原始卵泡无明显变化,进一步分析颗粒细胞分裂活性显示,NGF基因缺失小鼠颗粒细胞增殖显著降低。因此,推测NGF可能通过促进颗粒细胞增殖来启动原始卵泡的生长。NT4mRNA主要表达在卵原细胞和原始卵泡的颗粒细胞,而卵母细胞表达相对较少,NT4蛋白主要表达在颗粒细胞,而Trk受体蛋白见于各个发育阶段的卵母细胞,提示在人原始卵泡发育关键时期,卵母细胞与体细胞之间存在着信息传递途径,并且很可能对原始卵泡的生长发动起着非常重要的调节作用。

(五)血管内皮生长因子

血管内皮生长因子(VEGF)是内皮细胞特异性的有丝分裂原,能引起血管通透性的增加,是血管生成的先决条件和基础。VEGF有5种不同的蛋白形式:VEGF121、VEGF145、VEGF165、VEGF189和VEGF206。VEGF受体属于跨膜酪氨酸激酶受体,包括fit-1、KDR及VEGFR-3/fit4。VEGF在卵巢中表达于颗粒细胞和膜细胞中,也存在于卵泡液中,在血管发生、卵泡血管化、卵泡内氧合作用中起重要作用,最终影响了卵泡成熟、卵母细胞质量、受精及胚胎发育完善。

在人类卵巢周期中,原始卵泡、初级卵泡均无VEGF表达,当次级卵母细胞进入第2次减数分裂后,VEGF在颗粒细胞及卵泡膜细胞出现表达,并随卵子成熟表达增强;随着黄体的形成,VEGF在颗粒黄体细胞表达渐强,至胚胎植入时最强。当受孕失败时,黄体退化期VEGF表达逐渐减弱,在闭锁卵泡中未见表达。

在接受IVF的正常排卵女性中,低血清和卵泡液VEGF水平改善卵巢反应,最终增加获卵率,改善受精率及妊娠率,升高的卵泡液VEGF水平使卵母细胞质量下降,降低受精率及妊娠率。PCOS患者中的高卵泡液VEGF浓度导致不成熟卵增加,受精率下降。然而也有研究显示,高卵泡液VEGF浓度产生较多优质的MⅡ期卵母细胞,在PCOS患者中,研究显示高卵泡液VEGF水平延长了hCG作用,最终产生了高质量的卵母细胞和胚胎,改善受精率。

(六)表皮生长因子

表皮生长因子(EGF)具有强烈促进细胞分裂作用,与其受体EGFR连接后发挥广泛的生物学效应,刺激机体内多种类型组织细胞的生长、增殖和分化。EGF主要存在小卵泡内:EGF在直径为1~2mm的小卵泡中的浓度明显高于直径在3~4mm的卵泡,而在3~4mm卵泡的浓度也显著高于直径为5~6mm的卵泡。EGF对细胞质成熟、卵母细胞成熟、第一极体的形成和胚泡破裂也具有重要的调节作用,EGF对卵母细胞的促成熟作用在一定程度上受到卵巢内卵泡抑素和激活素的调节。

对人类和其他哺乳动物的IVM研究发现,EGF可刺激卵丘细胞扩增并使卵母细胞核及细胞质成熟,使其由MⅠ期进入MⅡ期,显著促进了受精和胚胎发育,然而也有其他研究显示,卵泡液中的EGF水平与卵母细胞成熟呈负相关。PCOS患者中,卵泡液中的EGF水平较正常排卵女性中高,EGF阻止窦卵泡生长及PCOS患者中卵泡发育暂停。卵泡液中EGF的水平与卵母细胞质量及胚胎发育能力是否相关尚未清楚。另外,EGF样因子,比如双向调节素(Ar)、β细胞素,肾上腺素能调节剂等通过自分泌和旁分泌的机制促进了卵母细胞的成熟,双向调节素及肾上腺素能调节剂在大鼠上发现其有促进卵丘扩增及卵母细胞成熟的作用,LH促进这两种因子的合成,但需要被解聚素及金属蛋白酶家族分解激活。

（七）白血病抑制因子（LIF）

LIF是类种分化诱导因子，具有低亲和性和高亲和性两种类型的受体，所克隆的LIF受体与LIF以低亲和性结合，而LIF受体与其信号传递亚单位GP130结合后，便与LIF以高亲和性结合。在卵巢，LIF主要表达于原始卵泡、初级卵泡的颗粒细胞和腔前卵泡的卵母细胞。对新生小鼠卵巢体外培养发现，LIF具有KL（Kit配体）样作用，促进原始卵泡向初级卵泡转化；LIF还能诱导颗粒细胞表达KL，而对原始卵泡的颗粒细胞生长增殖没有直接影响。由此推测，LIF可能通过促进颗粒细胞产生KL，间接启动原始卵泡的募集。

研究表明，在行体外受精-胚胎移植（IVF-ET）患者的卵泡液中存在LIF，经过hCG治疗后，成熟卵泡内的颗粒细胞产生的LIF增多，并显著高于未成熟卵泡，胚胎质量与LIF浓度呈正相关，说明LIF可能参与卵泡的最后成熟。

（八）成纤维细胞生长因子

成纤维细胞生长因子（FGF）是一类促进细胞生长，组织修复和转化的因子，可直接促进原始卵泡募集，可促进颗粒细胞增殖，同时颗粒细胞分泌的FGF经旁分泌途径，影响卵泡内膜细胞血管的发生。在人原始卵泡内，FGF主要见于卵母细胞，而颗粒细胞内未见表达；FGF在发育中的窦前卵泡的颗粒细胞有表达，在发育中的窦前卵泡的泡膜细胞有微弱表达，可调节FSH的功能，FGF受体表达于卵泡的颗粒细胞。体外培养新生小鼠卵巢发现，经FGF作用后的新生小鼠卵巢原始卵泡减少，初级卵泡增加。

（九）细胞因子家族

细胞因子家族包括了白介素（IL1～35）、非白血性白血病抑制因子、肿瘤坏死因子-α、sFas及sFas配体（sFasL）等。卵巢中，这些因子存在于卵泡液中，通过旁分泌及自分泌的形式发挥作用。

1.白介素

白介素是由粒细胞分泌的一组细胞因子，目前研究发现有IL-1、IL-2、IL-6、IL-8、IL-11、IL-12等，在卵泡生成、排卵及黄体功能上发挥不同的作用。卵泡液IL-12水平与受精率相关，PCOS患者中，低的IL-12水平及高的卵泡液IL-13水平，降低了卵母细胞成熟率，受精率及妊娠率，然而并无统计学差异。

2.肿瘤坏死因子-α（TNF-α）

TNF-α是一个多功能的激素样多肽，在细胞增殖、分化、卵泡成熟，甾类激素合成及凋亡中起作用，表达于卵巢颗粒细胞、膜细胞、卵母细胞及黄体。TNF-α降低卵母细胞的成熟，在IVF治疗的患者中，TNF-α降低卵母细胞质量，降低受精率、胚胎发育及妊娠率。

3.sFas 和 sFasL

sFas 和 sFasL 是属于 TNF 亚家族的跨膜蛋白,分别有抗凋亡及前凋亡作用,sFasL 与其受体结合后促进凋亡,sFas 与 sFasL 结合后抑制了 sFasL 介导的凋亡途径。sFas 可在血清、输卵管及卵泡液中被检测到,卵泡液中,sFas 水平与 IVF 中卵母细胞成熟率正相关。研究显示,PCOS 患者中,sFas-sFasL 系统包含在膜细胞和颗粒细胞的凋亡中,PCOS 患者在经二甲双胍治疗后抗凋亡作用增强,因为血清中 sFas 水平增加,而 sFasL 水平降低。颗粒细胞 DNA 片段减少,因此增加了种植率和临床妊娠率。

(十)纤溶酶原激活因子和抑制因子

纤溶酶原激活因子(PA)引起细胞外基质蛋白水解而抑制因子(PAI)调节这一过程。卵巢上 PA 和 PAI 所调控的局部定向纤维蛋白水解在生殖生理中具有重要作用。排卵前,卵泡上组织型 tPA 及 PAI-1 调控蛋白水解引起优势卵泡破裂排卵;早期生殖卵泡上尿激酶型 uPA 和 PAI-1 的协同表达调节细胞增殖和迁移;早期黄体组织中 uPAmRNA 表达的增加伴有黄体酮分泌,而晚期黄体上 tPA 和 PAI-1 表达的增加则与黄体酮产生明显减少有关;PA 系统可能以自分泌或旁分泌方式调控黄体发育。

(十一)肾素–血管紧张素系统

卵巢中存在肾素–血管紧张素系统(RAS),促性腺激素调节卵巢 RAS 的表达。血管紧张素 II(Ang II)是 RAS 的重要生物活性八肽,通过与颗粒细胞上 Ang II 受体结合调节卵巢甾体类固醇生成、黄体形成及刺激卵母细胞成熟和排卵。Ang II 二型受体(AT2)能介导颗粒细胞凋亡,调节闭锁卵泡。

(十二)雌激素与黄体酮

卵泡的颗粒细胞、泡膜细胞和黄体细胞均有雌激素受体的表达。在卵泡生长早期,颗粒细胞在 FSH 作用下合成 E_2,继而在 FSH 和 E_2 双重作用下,雌激素能增加细胞间缝隙连接、促进窦腔形成并增多颗粒细胞的雌激素受体。同时促进颗粒细胞 LH、FSH 受体表达,增强芳香化酶活性的作用,促进 E_2 合成。

排卵后黄体酮发挥了更重要的作用,黄体酮激活卵巢细胞膜或附近的黄体酮受体(PGR-A,PGR-B)除通过 cAMP 促进卵母细胞成熟外,在促性腺激素高峰形成后,颗粒细胞表达 PGR,黄体酮能增加颗粒细胞蛋白激酶 G(PKG)的活性,以保持细胞内低浓度游离 Ca^{2+},抑制颗粒黄体细胞的有丝分裂和凋亡,即控制细胞增殖但同时抑制细胞凋亡;抑制雌激素的分泌,增强黄体酮的分泌。

三、卵巢自分泌、旁分泌调节的意义

卵巢作为排卵、分泌性激素的器官在月经周期中受神经及激素的调控发生相应的周期性变化。下丘脑-垂体-卵巢轴与卵巢内免疫活性细胞及卵巢细胞产生的激素、肽、细胞因子等相互作用,以内分泌、旁分泌、自分泌形式调控卵巢功能。卵巢中这些因子的表达受促性腺激素的调控,并反馈调节促性腺激素,这些因子之间也能相互调节,如此构成卵巢功能的复杂的调节机制。卵巢自分泌、旁分泌方式在一些疾病中发挥重要调节作用,卵巢自分泌、旁分泌调节机制等尚未完全探明。对这些问题更深入的研究将有助于揭示相关疾病的病因,为治疗开辟新的途径。

第二节　子宫内膜血管内皮生长因子的自分泌调控

一、血管内皮生长因子及其受体的分子结构

血管内皮生长因子(VEGF)又名血管通透性因子(VPF),是从牛垂体滤泡星状细胞中纯化的同源二聚体糖蛋白,分子量为 $30 \sim 60kD$。VEGF 是一种肝素结合因子,具有强烈的促血管内皮细胞有丝分裂及血管通透性作用。由于基因剪切方式的不同,形成五种 mRNA,分别翻译为由 121、145、165、189、206 个氨基酸组成的 5 种 VEGF 蛋白质亚型。VEGF 蛋白与肝素结合的能力各不相同。VEGF121 以可溶性形式存在,没有结合肝素的特性;VEGF165 的 50% ~ 70% 与肝素结合;VEGF206 和 VEGF189 则完全呈结合形式,几乎测不出游离部分。通过血浆酶的作用可使 VEGF165 和 VEGF189 从其结合部位释放出来,形成一种分子量为 34kD 的二聚体,并具有 VEGF 的全部活性。结合状 VEGF 亚型可作为储存形式,需要时释放其有效成分。人的子宫内膜中的VEGF 亚型主要为 VEGF121。

跨膜受体 flt-1(flt-1)和 KDR 是 VEGF 的特异性受体,属于酪氨酸激酶受体(RTK)三型。根据已知 flt-1 cDNA 的序列,推测该受体含有 1338 个氨基酸,分子量约 180kD。KDR 受体包含 1356 个氨基酸,分子量 200kD,两类受体均含有一个跨膜区,7 个免疫球蛋白样结构域和一个细胞内激酶插入区,在氨基酸序列上有 33% 的同源性,flt-1 与KDR 信号转导特点有所不同:表达 KDR 的转染细胞对 VEGF 的刺激表现为化学趋化和丝裂反应,并引起强烈的酪氨酸磷酸化,而 flt-1 缺乏上述反应,而且酪氨酸磷酸化较弱。VEGF 与两种受体的结合部位不同,flt-1 主要与 VEGF 酸性氨基端结合;KDR

与VEGF的碱性氨基端结合。VEGF基因与KDR结合的序列突变,VEGF促细胞有丝分裂作用消失;VEGF基因与flt-1结合的位点突变,VEGF可诱导正常的有丝分裂。还有一种可溶性受体sflt,由flt-1 mRNA剪切不同所致,相似于flt-1蛋白但没有胞膜区和细胞内激酶插入区,这一可溶性受体具有与VEGF完全结合的高亲和力,但不能介导VEGF的生物学作用,因而认为其有拮抗VEGF的作用。

二、VEGF的生物学功能

(一)血管生成作用

体外实验表明,VEGF通过与内皮细胞上的flt-1、KDR受体结合使受体自身磷酸化。从而激活丝裂原活化的蛋白激酶,调节Ca^{2+}内流,促进内皮细胞的有丝分裂、细胞迁移。血管生成的另一重要环节是细胞外基质的降解和内皮细胞表面整合素的诱导。VEGF刺激出芽的内皮细胞上整合素$\alpha_v\beta_3$,表达,抗$\alpha_v\beta_3$抗体抑制了血管生成。这些整合素与玻连蛋白、纤维素纤连蛋白和骨桥蛋白结合。VEGF上调组织纤溶酶原激活因子(tPA)和尿激酶纤溶酶原激活因子(uPA)及其受体的表达,tPA和uPA将纤溶酶原转化为纤溶酶,在水解内皮细胞基底膜,增加血管通透性中起重要作用;VEGF可迅速促进血管通透性,其能力是组胺的5000倍;VEGF刺激内皮细胞释放一氧化氮(NO),扩张血管,从而可诱导兔和猪发生低血压。VEGF还诱导另一血管扩张剂前列环素的释放;VEGF与另一重要的血管生成因子——成纤维细胞生长因子(FGF)有协同作用,抗FGF抗体抑制了VEGF诱导的tPA和uPA在牛微血管内皮细胞的表达,而纤溶酶原抑制因子(PAI-1)表达增加,同样,其抑制VEGF的作用也削弱了FGF的作用。

(二)促非内皮细胞增生的作用

在部分非内皮细胞如肿瘤细胞、视网膜色素细胞、滋养层细胞等中也检测到flt-1和KDR两种受体的高度表达,体外实验VEGF可以促使这些细胞增生,因此,有观点认为VEGF及受体可能直接与肿瘤细胞、滋养叶细胞的生长分化及视网膜病变发病有关。

三、VEGF及其受体在子宫内膜中的表达与调控

体内大部分血管一经发育完全即保持高度的稳定性,但是子宫内膜的血管却具有独特性,在功能层子宫内膜中腺体、间质等组分呈现周期性变化的同时内膜血管亦发生周期性增生、弯曲、断裂和修复。VEGF作为血管内皮细胞的丝裂原及血管通透性因子与血管功能密切相关,其与子宫内膜血管周期性变化及胚胎着床的关系日益受到人们的重视。有文献报道VEGFmRNA存在于子宫内膜腺上皮、血管内皮细胞。

有研究应用免疫组化技术证实,VEGF及其受体flt-1、KDR存在于子宫内膜腺上皮、间质细胞及血管内皮细胞。有学者应用免疫组化和原位杂交技术对月经周期子宫内膜进行了系统的研究,观察到VEGF及其受体flt-1、KDR不仅存在于人子宫内膜血管内皮细胞,而且也大量地存在于腺上皮细胞。VEGF在子宫内膜血管内皮和腺上皮细胞中的表达呈明显周期依赖性,增生早期表达最低,增生中晚期表达增强,分泌期表达更强,月经期VECF含量最高;flt-1在子宫内膜血管内皮细胞和腺上皮细胞中的表达趋势也呈相同的规律,不同的是,flt-1含量自分泌中期起明显升高;而KDR在腺上皮细胞和血管内皮细胞中的表达在增殖中期迅即增加表达很强,持续至月经期。

(一)血管内皮细胞VEGF的自分泌调节

VEGF及其受体在血管内皮细胞的表达形式与子宫内膜功能层血管的周期性改变一致。月经期子宫内膜脱卸后,子宫内膜再生的同时,血管也有新生,增殖早期的血管壁薄且较直,至增殖中晚期血管增生延长,管腔增大,分泌期血管开始呈螺旋状,扩张更明显,作者的研究显示,整个月经周期子宫内膜中血管数目未见增加,但血管腔面积及内皮细胞层面积分泌期增加,说明月经周期子宫内膜血管的增生是在原有血管基础上的扩增,而不同于胚胎期时的血管发生。VEGF作为血管内皮细胞丝裂原与此增生过程密切相关。VEGF以自分泌方式与子宫内膜血管内皮细胞增生相关,同时提示雌孕激素对其生成的调节作用。雌、孕激素受体分布在子宫内膜血管内皮细胞中,因而VEGF及其受体的生成可能与雌孕激素对子宫内膜的总调控有关。分泌期子宫内膜血管内皮细胞高表达VEGF及其受体,可促使血管通透性增加。已知分泌期尤其是分泌中期子宫内膜间质水肿最为显著,此期间质松散可能对胚胎着床有利。动物实验也显示,在兔围着床期VEGF及其受体在内膜高表达。因此认为,VEGF是胚胎和有容受性子宫内膜血管之间的一个局部信号,在植入期诱导血管通透性和后继的血管化过程。flt-1、KDR在内膜血管内皮细胞上表达方式略有不同,KDR表达时相早于flt-1。flt-1、KDR介导的生物学效应不同。敲除KDR基因的小鼠,会导致血管内皮细胞早期发育和分化缺陷。而敲除flt-1基因后,前体细胞可以分化为内皮细胞,但这些细胞不能形成血管。因此,KDR的作用可能与增殖中期血管起始修复、新生关系密切,而flt-1可能与维持正常血管内皮细胞功能及增加血管通透性利于胚胎着床相关。VEGF及其受体在经期内膜血管内皮细胞表达最强,这与月经前螺旋小动脉收缩和痉挛引起的组织缺氧可能有关,因而是一种反应性增加。体外实验显示,缺氧明显刺激子宫内膜间质细胞VEGF的含量。VEGF基因启动子中含有缺氧反应元件,缺氧上调VEGF的表达是通过激活VEGF启动子上的一个缺氧诱导因子(HIF-1)结合序列实现的,缺氧刺激 HIF-1α 的释放,其与 HIF-1β 形成二聚体,与 VEGF 上游的 HIF 结合位点结合,促进 VEGF 的转录;此外,非转录区包含两个顺式活化稳定区,这样能促进 VEGF mRNA 的转录和增加其稳定性。动物实验提示 flt-1、KDR 亦受缺氧调节,经期内膜脱卸相对缺氧的状态刺激 VEGF 生成,从而对子宫内膜血管增生和修复可能起作用。VEGF 增加基质金属蛋白酶的表达,从而利于降解内膜基质、对内膜的剥脱和重塑均有促进作用。

(二)腺上皮细胞 VEGF 的自分泌调节

人类子宫内膜腺上皮细胞中也存在 VEGF 自分泌调节系统。已知人子宫内膜腺体在增殖早期短小而直,通过活跃增生过程使腺体变长,组织切片上在增殖晚期可见细胞呈假复层现象。分泌期腺体明显弯曲,分泌早期由于糖原丰富而形成核下空泡,分泌中期出现顶浆分泌。VEGF 及其受体尤其是 KDR 在增殖中期含量的生成增加与此时腺体增生过程相伴随。因而对腺体的增生过程起促进作用。有研究认为,VEGF 与表达 KDR 的细胞结合,引起细胞形态变化,胞膜皱褶增加,肌动蛋白合成增强,有丝分裂增多,具有趋化性等。而 VEGF 及其受体主要是 flt-1 在分泌期,尤其是分泌中期,内膜腺上皮细胞中含量进一步生成增加与分泌期腺体分泌功能也是伴随的。可能 VEGF 对内膜腺上皮细胞通透性也有类似增强,从而有利于胚泡的着床。VEGF 及其两种受体在月经期子宫内膜腺上皮细胞中含量也最丰富,提示与血管内皮细胞相似的周期依赖性变化,这可能均受雌、孕激素及月经期缺氧的调节。雌激素可快速刺激离体培养的人和在动物子宫内膜细胞 VEGF 的分泌,雌激素对 VEGF 表达的快速调节,提示 VEGF 基因是内膜对性激素反应最主要基因之一,在 VEGF 启动子区发现对雌激素反应的序列,未发现对孕激素反应的元件。孕激素对 VEGF 的调节作用存在分歧,有观点认为孕激素刺激 VEGF 的表达,另有观点认为孕激素对 VEGF 有降调节作用。可溶性受体 sflt 在增殖早期、中期比分泌期高 2~3 倍,说明 VEGF 在受体水平调节植入窗。VEGF 及其受体 flt-1、KDR 在反复流产患者的蜕膜、滋养层细胞、血管内皮细胞的表达降低。

(三)VEGF 在间质细胞的表达

VEGF 及其受体在内膜间质细胞的含量低,在巨噬细胞、颗粒细胞的表达较强,在分泌中晚期及月经期的阳性细胞数增多。临近月经内膜开始崩溃,此时巨噬细胞、颗粒细胞中的自分泌和旁分泌作用也介入内膜脱卸。

第三节　月经周期的调节

正常女性生殖功能包括周期性卵泡发育、排卵和内膜变化,后者为可能发生在本周期的妊娠着床做准备。这种规律的排卵周期是通过对下丘脑、垂体和卵巢发出的刺激和抑制信号进行功能精确和即时的整合而达到的。

月经周期的调控是一个非常复杂的过程,受下丘脑-垂体-卵巢轴的支配。卵巢功能受垂体控制,而垂体的功能又受下丘脑的调节,下丘脑又接受大脑皮质的支配。但卵巢所产生的激素还可以反过来影响下丘脑与垂体的功能,即反馈作用。在中枢神经系统的影响及这些器官之间的相互协调作用下,才能发挥正常的生理功能。内、外因素的刺激均能影响这些相互协调的作用。子宫内膜之所以有周期性变化,是受卵巢激素的影响而产生的。生殖系统通过下面这种经典的内分泌模式发挥功能,由下丘脑向垂体门脉系统脉冲式地分泌促性腺激素释放激素(GnRH)所启动。GnRH调节 FSH 和 LH 在垂体前叶的合成和随后释放进入血液循环。FSH 和 LH 刺激卵巢卵泡的发育、排卵和黄体形成。

生殖系统的神经、内分泌控制需要促性腺激素的脉冲式分泌并释放入垂体门脉系统,刺激促性腺细胞合成与分泌 LH 和 FSH。接下来,促性腺激素刺激卵泡发育和性腺甾体激素或肽类的分泌;后者负反馈作用于下丘脑和垂体,抑制促性腺激素的分泌。在月经中期,雌二醇水平升高的正反馈作用产生排卵前促性腺激素峰值。

这个系统的关键部分是卵巢甾体激素和抑制素对促性腺激素分泌的调节作用,这种调节作用通过直接作用于垂体水平,或是通过改变 GnRH 分泌的幅度和频率来实现。FSH 分泌的负反馈约束,对于人类生殖周期独特的单个成熟卵细胞的发育是至关重要的。除了负反馈控制,月经周期在内分泌系统中的独特之处还在于依赖雌激素-正反馈产生排卵前的 LH 峰,后者是排卵的基本要素。

月经周期的卵泡期始于月经第一天,包括多个卵泡的募集、优势卵泡的出现和内膜的增殖,在排卵前 LH 高峰出现日结束。黄体期,始于 LH 高峰出现后,以黄体形成、分泌黄体酮为特征,并协调内膜的一系列改变,为着床做准备,若未发生妊娠,内膜将随着黄体的萎缩失去血供,发生脱落。

E_2 对下丘脑产生两种不同的反馈作用,即负反馈和正反馈作用。随卵泡的发育,其产生的 E_2 反馈作用于下丘脑,抑制 GnRH 的释放,从而实现对促性腺激素脉冲分泌的抑制作用,即负反馈作用。

随卵泡发育成熟,当E_2的分泌达到阈值(250～450pg/mL),并维持2天时,E_2就可发挥正反馈作用,刺激LH和FSH分泌出现高峰。一旦达到域值,促性腺激素分泌的高峰就不受E_2浓度是否进一步增高所影响。

在黄体期,高浓度的P对促性腺激素的脉冲分泌产生抑制作用。黄体失去促性腺激素的支持而萎缩,由其产生的两种卵巢激素也随之减少。子宫内膜因失去卵巢性激素的支持而萎缩、坏死、出血、剥脱,促成月经来潮。在卵巢性激素减少的同时,解除了对下丘脑的抑制,下丘脑得以再度分泌有关释放激素,于是又开始另一个新的周期。如此反复循环,使月经能按期来潮。

第四节　盆部的血管、淋巴与神经

一、盆部的动脉

(一)髂总动脉

腹主动脉在第4腰椎体或第4～5腰椎体的稍左侧分为左右髂总动脉。左髂总动脉较右侧稍长稍细。成人女性左髂总动脉的平均长度为(4.30±0.19)cm,其前方有腹下丛、左输尿管、乙状结肠及其系膜根和直肠上血管等经过。外侧与腰大肌相邻,内后方与同名静脉伴行。成人女性右髂总动脉的平均长度为(4.5±0.22)cm。其前方有腹下丛通过,右输尿管则越过髂总动脉末端或髂外动脉起端;其外与下腔静脉起始端和右髂总静脉末端邻接,内上与左髂总静脉末端相毗邻,下部有同名静脉伴行。

(二)髂内动脉

左右髂总动脉各在骶髂关节上端分为髂内及髂外动脉。髂内动脉是盆腔内脏及盆壁的主要血供来源,其位于腰大肌内侧,为一短干,长约4.5cm。下降至小骨盆、平坐骨大孔上缘时分前干和后干。前干发出脏支即脐动脉、膀胱上动脉、直肠下动脉、阴部内动脉、子宫动脉,以营养盆内脏器;还发出闭孔动脉及臀下动脉,分布于盆壁及臀部;后干发出髂腰动脉、骶外侧动脉,分布于盆壁,后干的末端延为臀上动脉,分布于臀部。

(三)髂外动脉

在骶髂关节前面,起自髂总动脉分叉处,沿腰大肌内缘向下外至腹股沟中点处,经腹股沟韧带后方的血管腔隙入股部,移行于股动脉。左髂外血管腹侧有乙状结肠,右髂外动脉起始部的前方有右输尿管和回肠末端经过;卵巢血管、子宫圆韧带、生殖股神经的生殖支,均经过髂外血管的前方;旋髂深静脉过髂外动脉的末端注入髂外静脉。髂外动脉发出腹壁下动脉和旋髂深动脉。

(四)骶中动脉

骶中动脉在胚胎期为腹主动脉干的直接延续,后退化;出生后末端已萎缩形成细小的骶中动脉。约在腹主动脉后壁,距两髂总动脉分叉处的上方1~1.5mm处发出,行于腹下丛,在第4~5腰椎体的前面、直肠后面进入骨盆经于尾骨体,其发出最下腰动脉供应髂肌和腰方肌。并发出分支与骶外侧动脉、髂腰动脉支、臀上动脉及直肠上、下动脉相吻合。

(五)直肠上动脉

起自肠系膜下动脉主干向下的延续支,其离开乙状结肠系膜后,在直肠后方、髂总血管的前方盆筋膜内下行。发出1~4支乙状结肠直肠动脉,分布于直肠上段与乙状结肠末端。直肠上动脉下降至第3骶椎平面,分左右2终支,分布至直肠壶腹部。

二、盆腔血管的侧支循环

髂内动脉的分支主要供应营养盆内脏器,同时也营养盆壁、盆底和臀部肌肉等。两侧髂内动脉分支除在脏器上相互对称、吻合外,还与髂外动脉及腹主动脉之间有侧支吻合。当发生严重子宫出血或盆腔出血时,可结扎髂内动脉,减少盆腔血流量,降低盆腔内动脉的压力。盆腔脏器则可借侧支循环的建立供应血运。

三、盆部静脉

左右髂总静脉是收纳盆部和下肢静脉血的总干。髂总静脉由髂外静脉和髂内静脉在骶髂关节前方组成。右髂总静脉较短,初在同名动脉后方,垂直上行,至第5腰椎的右前方,在右髂总动脉的外侧与左髂总静脉汇合构成下腔静脉。左髂总静脉较长,在其同名动脉内侧向正中线上升至右髂总动脉的后方,与右髂总静脉结合。

(一)髂内静脉

是髂总静脉最大的属支之一,起始于坐骨大孔的上部,经同名动脉后内侧上行,至骶髂关节前方与髂外静脉汇合成髂总静脉。髂内静脉的属支可分脏支和壁支两类。壁支中除髂腰静脉可汇入髂总静脉末段或髂内静脉外,其余属支均入髂内静脉。脏支起于盆腔脏器,先于各脏器周围形成静脉丛,再集合成静脉干。

(二)髂外静脉

平腹股沟韧带下缘后方,续接股静脉起始,沿小骨盆上口外缘与同名动脉伴行向上。左髂外静脉全程行经同名动脉的内侧；右髂外静脉初经同名动脉内侧，向上逐渐转向其后方。髂外静脉的属支有腹壁下静脉、旋髂深静脉和耻骨静脉。

(三)骶正中静脉

由骶骨前面两支静脉汇合而成，与同名动脉伴行，多汇入左髂总静脉。

四、盆部静脉丛

盆部静脉丛多位于盈虚变化较大的脏器周围的疏松结缔组织中，静脉丛的壁很薄，面积为动脉的10～15倍，彼此吻合的静脉丛似网篮样围绕在各脏器周围。在静脉之间有动脉穿过，呈海绵状间隙。由于上述特点，静脉丛损伤后压迫、缝扎止血时应特别注意。

(一)膀胱静脉丛

膀胱静脉丛在膀胱两侧及底部，并可延伸到尿道起始部，收集膀胱、阴道下部和尿道的静脉血，并与阴道静脉丛相交通，汇合后注入髂内静脉。

(二)子宫静脉丛

子宫静脉丛位于子宫两侧，两层子宫阔韧带之间。阴道静脉丛环绕阴道周围，同子宫静脉丛相延续，并与膀胱丛和直肠丛相通。子宫和阴道静脉丛收集子宫、阴道以及输卵管的静脉血，汇合成子宫静脉，最后注入髂内静脉。该丛中有一部分血液经子宫静脉的卵巢支与卵巢静脉的卵巢支相交通，经卵巢静脉注入下腔静脉。子宫阴道静脉丛的静脉瓣膜不发达，该静脉丛的管腔变化与数量的增减同卵巢、子宫等器官的周期性变化有关。

(三)阴部静脉丛

阴部静脉丛位于耻骨联合后方，收集阴蒂背静脉、膀胱前壁、膀胱间隙及阴道壁的小静脉，与膀胱静脉丛吻合，经膀胱静脉注入髂内静脉。

(四)直肠静脉丛

直肠静脉丛位于直肠周围及直肠壁内外，位于齿状线以上区域的直肠黏膜下层的静脉丛为直肠内丛，位于直肠肌层以外的静脉丛为直肠外丛，二丛相通。直肠内丛形成直肠上静脉，注入肠系膜下静脉。直肠外丛一部分合成直肠下静脉，注入髂内静脉，另一部分汇成肛门静脉和阴部内静脉注入髂内静脉。

(五)骶前静脉丛

骶前静脉丛在骶前由骶外侧静脉与骶中静脉的分支形成，与椎静脉丛有交通吻合；从而形成上、下腔静脉的沟通路径。

(六)蔓状丛

由卵巢门、输卵管、圆韧带的小静脉在子宫阔韧带内组成静脉丛,然后合成卵巢静脉。

五、盆部神经

盆部神经主要有骶神经丛和盆部自主神经。

(一)骶丛

位于骨盆后壁、盆筋膜后面,梨状肌前方,一部分组成。另外,通过盆腔的重要神经还有闭孔神经。由腰骶干、第1~3骶神经的前支及第4骶神经前支的骶丛有如下分支:①臀上神经;②臀下神经;③闭孔内肌神经;④肌神经;⑤梨状肌神经;⑥肛提肌神经;⑦尾骨肌神经;⑧肛门括约肌神经;⑨阴部神经(又分出会阴神经、阴蒂背神经、肛门神经);⑩股后皮神经;⑪坐骨神经;⑫盆内脏神经。其中坐骨神经始于腰4至骶3的神经根,经坐骨大孔在臀大肌深面的梨状肌下孔出骨盆腔,经股骨大转子和坐骨结节之间降至大腿后面,在腘窝上方分成胫神经和腓总神经。

(二)盆部的自主神经

交感神经在腹主动脉前形成腹主动脉丛,后者的部分纤维形成卵巢丛和骶前丛即上腹下丛。卵巢丛分布于卵巢及输尿管,上腹下丛发出部分纤维分布于子宫、直肠和膀胱。上腹下丛的主干和来自腰交感神经节的纤维,在第5腰椎前方,向下延伸至盆腔后,接受骶交感干的节后纤维,以及骶2~4神经的副交感神经即盆内脏神经纤维,在宫颈两旁形成下腹下丛,也称盆丛。盆丛形成膀胱丛、子宫阴道丛、直肠丛,支配子宫体、宫颈、膀胱上部、阴道上段及直肠等。盆内脏神经主要由副交感神经的节前纤维组成,其起自骶2~4髓段,参加盆丛形成,并通过盆丛到达盆腔各脏器。直肠、膀胱的充盈等引起的感觉,经副交感神经干内的内脏感觉神经的传入纤维来传递,排尿排便主要受副交感神经控制,故脊髓骶段以下受损可引起大小便失禁。病理状态下,盆腔内脏过度膨胀引起的牵张痛或平滑肌痉挛产生的内脏痛觉,则经与盆腔交感神经伴行的部分内脏感觉传入神经传递。

(三)闭孔神经

从腰丛分出,多始于腰2~4神经根部,在髂总动、静脉的后方,经骶髂关节进入盆腔,沿髂内动、静脉外侧缘,在闭孔血管的上方至闭孔内肌的内侧,穿闭膜管至股内侧部,支配股内收肌群和闭孔外肌。如术中损伤该神经,则患侧大腿不能内收、内旋,并出现股内侧皮肤感觉障碍。

六、女性内、外生殖器的淋巴回流

女性内、外生殖器具有丰富的淋巴管及淋巴结,淋巴管多注入盆部淋巴结、腰淋巴结及腹股沟淋巴结。还有学者将内生殖器淋巴分为髂淋巴组、腰淋巴组及髂前淋巴组三组;外生殖器淋巴分为深、浅两部分,即腹股沟浅、深淋巴结。

(一)盆部淋巴结

依据其所在部位分为盆壁(壁侧)淋巴结及盆部内脏(脏侧)淋巴结。

1.盆壁淋巴结

位于盆壁内面,多沿盆部的动、静脉主干及其分支排列,可分为髂总淋巴结、髂外淋巴结、髂内淋巴结及髂间淋巴结四群,各群由多个淋巴结组成。

(1)髂总淋巴结可分为髂总内侧、髂总中间、髂总外侧淋巴结和主动脉下淋巴结。收纳来自下肢、盆内脏器的淋巴,接受髂外、髂间、髂内和骶淋巴结的输出淋巴管。右侧髂总淋巴结的输出淋巴管多注入主动脉腔静脉间淋巴结,部分入腔静脉前、腔静脉外侧淋巴结;左髂总淋巴结的输出淋巴管多注入主动脉外侧淋巴结,部分入主动脉前淋巴结和主动脉腔静脉间淋巴结。

(2)髂外淋巴结沿髂外动、静脉排列。可分为髂外外侧、髂外中间、髂外内侧淋巴结3群。接受腹股沟淋巴结的输出淋巴管,收纳来自下肢、会阴部、肛门和外生殖器的淋巴,还收纳宫颈和宫体下部、阴道上部、膀胱等处的淋巴。髂外淋巴结输出淋巴管注入髂总和髂间淋巴结。

(3)髂内淋巴结除沿该动脉主干排列的主群外,沿其壁支排列的有闭孔、臀上、下及骶淋巴结。收纳宫颈、宫体下部、阴道上部、中部、臀部、会阴部、股后部、骨盆后壁、直肠等处的淋巴;集合淋巴管注入髂间、髂外、髂总淋巴结,部分注入主动脉下淋巴结。主动脉下淋巴结收纳下肢、会阴、盆腔脏器的淋巴,接受骶淋巴结、臀上淋巴结、髂总淋巴结的输出淋巴管。主动脉下淋巴结的输出淋巴管注入主动脉前或主动脉旁淋巴结。该组淋巴结因位于腹主动脉分叉处的下方,故有的学者将其归于髂总淋巴结群。

(4)髂间淋巴结位于髂总发出髂外与髂内动脉的分叉部位,有1～2个淋巴结。接受髂外、髂内淋巴结及盆腔器官旁淋巴结的输出淋巴管;收纳来自下肢、会阴、外生殖器、肛门及腹壁下半部、腰背部淋巴。髂间淋巴结的集合淋巴管注入髂总淋巴结。

2.盆部内脏淋巴结(脏侧淋巴结)

多位于盆内脏器周围,沿髂内动脉的脏支分布,淋巴结的数目、大小不恒定。可分为膀胱旁淋巴结、子宫旁淋巴结、阴道旁淋巴结及直肠旁淋巴结。膀胱旁淋巴结分为膀胱前淋巴结和膀胱外侧淋巴结。位于膀胱前方和闭锁的脐动脉周围,接受膀胱和阴道的集合淋巴管,其输出淋巴管注入髂内和髂间淋巴结。

子宫旁淋巴结接受子宫颈和宫体下部的集合淋巴管,其输出淋巴管注入髂间或髂内淋巴结。阴道旁淋巴结接受阴道上部和宫颈的集合淋巴管,其输出淋巴管注入髂内淋巴结。直肠旁淋巴结分为上、下两群,主要接受直肠壶腹部淋巴,直肠上群的输出淋巴管注入肠系膜下淋巴结,下群的输出淋巴管注入髂内淋巴管。

(二)腰淋巴结群(即主动脉旁淋巴结群)

腰淋巴结位于腹膜后间隙内,沿腹主动脉和下腔静脉周围分布,有30~50个,按其位置分为3群:左腰淋巴结群、中间淋巴结群及右腰淋巴结群,各淋巴结群借淋巴管相交通。

(1)主动脉外侧淋巴结及主动脉前淋巴结收纳左卵巢、左输卵管、子宫底左侧半、左肾、左肾上腺及左侧输尿管的集合淋巴管;接受左髂总淋巴结及主动脉下淋巴结的输出淋巴管。有时腹腔淋巴结、肠系膜上、下淋巴结的输出淋巴管也注入主动脉前淋巴结。主动脉外侧淋巴结的输出淋巴管形成左腰淋巴干。主动脉前淋巴结的输出淋巴管注入主动脉外侧淋巴结及主动脉腔静脉间淋巴结。

(2)主动脉后淋巴结主要接受左髂总淋巴结及主动脉外侧淋巴结的输出淋巴管。主动脉后淋巴结的输出淋巴管形成左腰淋巴干或人乳糜池。

(3)中间腰淋巴结亦即主动脉腔静脉间淋巴结收纳右卵巢、右输卵管、子宫右半、右肾上腺及肾的集合淋巴管,接受髂总淋巴结、腔静脉前淋巴结和主动脉前淋巴结的输出淋巴管。

(4)腔静脉前淋巴结及腔静脉外侧淋巴结收纳右侧卵巢、输卵管、子宫底右侧半、右肾及肾上腺的集合淋巴管,接受右髂总淋巴结的输出淋巴管;腔静脉前淋巴结的输出淋巴管注入主动脉腔静脉间淋巴结及腔静脉外侧淋巴结。后者的输出淋巴管注入腔静脉后淋巴结或直接注入右腰淋巴干。

(5)腔静脉后淋巴结接受右髂总及腔静脉外侧淋巴结的输出淋巴管,然后其输出淋巴管形成右腰淋巴干。

(三)腹股沟淋巴结

女性外生殖器的淋巴多注入腹股沟淋巴结群,其位于腹股沟韧带、大腿根部的前侧,以阔筋膜为界,分浅、深两群,即腹股沟浅淋巴结及腹股沟深淋巴结。

1.腹股沟浅淋巴结

沿腹股沟韧带下方和大隐静脉末端排列,位于阔筋膜上面,数目不恒定,有10~20个,大小相差亦很大,可分上、下两组:上组沿腹股沟韧带下方平行排列,收容外生殖器、会阴、阴道下段及肛门部的淋巴;下组沿大隐静脉上端排列,收纳会阴及下肢的淋巴。也可将腹股沟浅淋巴结分为4群:沿腹股沟韧带平行排列的上群,以大隐静脉注入股静脉处向上的垂直线为界分为腹股沟上内侧浅淋巴结及腹股沟、上外侧浅淋巴结;沿大隐静脉末段纵行排列的下群,以大隐静脉为界分为腹股沟下内侧浅淋巴结和腹股沟下外侧浅淋巴结。腹股沟浅淋巴结的输出淋巴管大部分经卵圆窝入腹股沟深淋巴结。另有一部分经股管注入髂外淋巴结,两侧腹股沟浅淋巴结之间,通过外阴部丰富的淋巴吻合可有交通。

2.腹股沟深淋巴结

位于大腿阔筋膜的深侧,在股管内沿股动、静脉内侧及前面分布,上部常为腹股沟韧带覆盖。在腹股沟韧带与旋髂深静脉交叉的三角区内侧的股环内有股管淋巴结,外阴部的淋巴在注入髂外淋巴结之前多先经此淋巴结。腹股沟深淋巴结收纳阴蒂、股静脉区淋巴及腹股沟浅淋巴。其输出管分别注入髂外、闭孔及髂内淋巴结,再转至髂总淋巴结。

第二章

功能失调性子宫出血

调节女性生殖的神经内分泌功能紊乱引起的异常子宫出血称为功能失调性子宫出血(DUB),简称"功血"。根据有无排卵功血可分为两类:有排卵的称为排卵型功血,无排卵的称为无排卵型功血。临床上以无排卵型功血为主,约占总数的85%,而排卵型功血只占15%。排卵型功血包括黄体功能不足、子宫内膜不规则脱落和排卵期出血等。本章主要介绍无排卵型功血和黄体功能不足。

第一节　无排卵型功能失调性子宫出血

一、病理生理机制

无排卵功血多发生在青春期和围绝经期,前者称为青春期功血,后者称为围绝经期功血。虽然青春期功血与围绝经期功血均为无排卵型功血,但它们的发病机制不同。青春期功血不排卵的原因在于患者体内的下丘脑-垂体卵巢轴尚未成熟;围绝经期功血不排卵的原因是衰老的卵巢对促性腺激素不敏感,卵泡发育不良,卵泡分泌的雌激素达不到诱发雌激素正反馈的阈值水平。

由于不排卵,卵巢只分泌雌激素,不分泌孕激素。在无孕激素对抗的雌激素长期作用下,子宫内膜增生变厚。当雌激素水平急剧下降时,大量子宫内膜脱落,子宫出血很多,这种情况称为雌激素撤退性出血。当雌激素水平下降幅度小时,脱落的子宫内膜量少,子宫出血也少,这种出血称为雌激素突破性出血。另外,当增生的内膜需要更多的雌激素而卵巢分泌的雌激素却未增加时也会出现子宫出血,这种出血也属于雌激素突破性出血。

由于没有孕激素的作用,子宫螺旋动脉比较直,当子宫内膜脱落时螺旋动脉也不发生节律性收缩时,血窦不容易关闭,因此无排卵型功血不容易止住。雌激素水平升高时,子宫内膜增生覆盖创面,出血才会停止。孕激素可以使增生的内膜发生分泌反应,子宫内膜间质呈蜕膜样改变,这是孕激素止血的机制。

二、临床表现

临床上主要表现为月经失调,即月经周期、经期和月经量的异常变化。

(一)症状

无排卵型功血多见于青春期及围绝经期女性,临床上表现为月经周期紊乱,经期长短不一,出血量时多时少。出血少时患者可以没有任何自觉症状,出血多时会出现头晕、乏力、心悸等贫血症状。

(二)体征

体征与出血量多少有关,大量出血导致继发贫血时,患者皮肤、黏膜苍白,心率加快;少量出血时无上述体征。妇科检查无异常发现。

三、诊断

无排卵型功血为功能性疾病,因此只有在排除了器质性疾病时才能诊断。超声检查在功血的诊断中具有重要意义,如果超声发现有引起异常出血的器质性病变,则可排除功血。另外,超声检查对治疗也有指导意义。如果超声提示子宫内膜厚,那么使用孕激素止血的效果可能较好;如果子宫内膜薄,使用雌激素治疗的效果可能较好。

四、鉴别诊断

无排卵型功血需与各种器质性疾病引起的异常子宫出血相鉴别。

五、处理

(一)一般治疗

功血患者往往体质较差,因此应补充营养,改善全身情况。严重贫血者(Hb<6g/dl)往往需要输血治疗。

(二)药物治疗

药物治疗,以激素治疗为主,青春期功血的治疗原则是止血、调整周期和促进排卵。更年期功血的治疗原则是止血、调整周期和减少出血。

激素止血治疗的方案有多种,应根据具体情况如患者年龄、出血时间、出血量和子宫内膜厚度等来选择激素的种类和剂量。在开始激素治疗前必须明确诊断,排除器质性疾病,尤其是绝经前女性更是如此。诊刮术和分段诊刮术既可以迅速止血,又可进行病理检查以了解有无内膜病变。对于年龄较大的女性,建议选择诊刮术和分段诊刮术进行治疗。

1.雌激素止血

雌激素止血的作用机制是使子宫内膜继续增生,覆盖子宫内膜脱落后的创面,起到修复作用。另外,雌激素还可以升高纤维蛋白原水平,增加凝血因子,促进血小板凝集,使毛细血管通透性降低,从而起到止血作用。雌激素止血适用于内膜较薄的大出血患者。

(1)己烯雌酚(DES):开始用量为1~2毫克/次,每8小时一次,血止3天后开始减量,每3天减1次,每次减量不超过原剂量的1/3。维持量为0.5~1mg/d,止血后维持治疗20天左右,在停药前5~10天加用孕激素,如醋酸甲羟黄体酮10mg/d,停用己烯雌酚和醋酸甲羟黄体酮3~7天后会出现撤药性出血。由于己烯雌酚胃肠道反应大,许多患者无法耐受,因此现在多改用戊酸雌二醇或结合雌激素。

(2)戊酸雌二醇:出血多时口服2~6毫克/次,每6~8小时1次。血止3天后开始减量,维持量为2mg/d,具体用法同己烯雌酚。

(3)苯甲酸雌二醇:为针剂,2毫克/支。出血多时每次注射1支,每6~8小时肌肉注射1次。血止3天后开始减量,具体用法同己烯雌酚,减至2mg/d时,可改口服戊酸雌二醇。由于肌内注射不方便,因此目前较少使用苯甲酸雌二醇止血。

(4)结合雌激素片剂:出血多时采用1.25~2.5毫克/次,每6~8小时1次。血止后减量,维持量为0.625~1.25mg/d,具体用法同己烯雌酚。

在使用雌激素止血时,停用雌激素前一定要加孕激素。如果不加孕激素,停用雌激素就相当于人为地造成了雌激素撤退性出血。围绝经期女性是子宫内膜病变的高危人群,因此在排除子宫内膜病变之前应慎用雌激素止血。子宫内膜比较厚时,需要的雌激素量较大,使用孕激素或复方口服避孕药治疗可能更好。

2.孕激素止血

孕激素的作用机制主要是转化内膜,其次是抗雌激素。临床上根据病情,采用不同方法进行止血。孕激素止血既可以用于青春期功血的治疗,也可以用于围绝经期功血的治疗。少量出血和中量出血时多选用孕激素;大量出血时既可以选择雌激素,也可以选择孕激素,它们的疗效相当。一般来讲,当子宫内膜较厚时,多选用孕激素,子宫内膜较薄时多选雌激素。

临床上常用的孕激素有醋酸炔诺酮、醋酸甲羟黄体酮、醋酸甲地黄体酮和黄体酮,止血效果最好的是醋酸炔诺酮,其次是醋酸甲羟黄体酮和醋酸甲地黄体酮,最差的是黄体酮,因此大出血时不选用黄体酮。

(1)少量子宫出血时的止血:孕激素使增殖期子宫内膜发生分泌反应后,子宫内膜可以完全脱落。通常用药后阴道流血减少或停止,停药后产生撤药性阴道流血,7~10天后出血自行停止。该法称为"药物性刮宫",适用于少量长期子宫出血者。方法:黄体酮10mg/d,连用5天;或用甲羟黄体酮(甲羟黄体酮)10~12mg/d,连用7~10天;或甲地黄体酮5mg/d,连用7~10天。

(2)中多量子宫出血时的止血:炔诺酮属19-去甲基睾酮类衍生物,止血效果较好,临床上常用。每片剂量为0.625mg,每次服5mg,每6~12小时1次(大出血每6~8小时1次,中量出血每12小时1次)。阴道流血多在半天内减少,3天内血止。血止3天后开始减量,每3天减1次,每次减量不超过原剂量的1/3,维持量为5mg/d,血止20天左右停药。如果出血很多,开始可用5~10毫克/次,每3小时1次,用药2~3次后改8小时1次。治疗时应叮嘱患者按时、按量用药,并告知停药后会有撤药性出血,不是症状复发,用药期间注意肝功能。

甲地黄体酮:属黄体酮类衍生物,每片1mg,中多量出血时每次口服10mg,每6~12小时1次,血止后逐步减量,减量原则同上。与炔诺酮相比,甲地黄体酮的止血效果差,对肝功能的影响小。

醋酸甲羟黄体酮:属黄体酮衍生物,对子宫内膜的止血作用逊于炔诺酮,但对肝功能影响小。中多量出血时每次口服10~12mg,每6~12小时1次,血止后逐渐减量,递减原则同上,维持量为10~12mg/d。

3.复方口服避孕药

是以孕激素为主的雌孕激素联合方案。大出血时每次口服复方口服避孕药1~2片,每8小时1次。血止2~3天后开始减量,每2~3天减1次,每次减量不超过原剂量的1/3,维持量为1~2片/天。

大出血时最常用的是复方口服避孕药,24小时内多数出血会停止。

4.激素止血时停药时机的选择

一般在出血停止20天左右停药,主要根据患者的一般情况决定停药时机。如果患者一般情况好、恢复快,就可以提前停药,停药后2~5天,会出现撤药性出血。如果出血停止20天后,贫血还没有得到很好的纠正,可以适当延长激素使用时间,以便患者得到更好的恢复。

5.雄激素

雄激素既不能使子宫内膜增殖,也不能使增生的内膜发生分泌反应,因此不能止血。虽然如此,可是雄激素可以减少出血量。雄激素不可单独用于无排卵型功血的治疗,它需要与雌激素或(和)孕激素联合使用。临床上常用丙酸睾酮,25毫克/支,在出血量多时每天25~50mg肌内注射,连用2~3天,出血明显减少时停止使用。注意为防止发生男性化和肝功能损害,每月总量不宜超过300mg。

6.其他止血剂

如巴曲酶、6-氨基己酸、氨甲苯酸、氨甲环酸(止血环酸)和非甾体抗炎药等。由于这些药不能改变子宫内膜的结构,因此只能减少出血量,不能从根本上止血。

大出血时,静脉注射巴曲酶1kU后的30分钟内,阴道出血会显著减少,因此巴曲酶适于激素止血的辅助治疗。6-氨基己酸、氨甲苯酸和氨甲环酸属于抗纤维蛋白溶解药,它们也可减少出血。

(三)手术治疗

围绝经期女性首选诊刮术,一方面可以止血,另一方面可用于明确有无子宫内膜病变。怀疑有子宫内膜病变的女性也应做诊断性刮宫。

少数青春期功血患者药物止血效果不佳时,也需要刮宫。止血时要求刮净,否则就起不到止血的作用。刮宫后7天左右,一些患者会有阴道流血,出血不多时可使用抗纤维蛋白溶解药,出血多时使用雌激素治疗。

由刮宫不彻底造成的出血,建议使用复方口服避孕药治疗,或者选择再次刮宫。

(四)调整周期

对无排卵型功血来说,止血只是治疗的第一步,几乎所有的患者都还需要调整周期。青春期功血发生的根本原因是下丘脑-垂体-卵巢轴功能紊乱,正常的下丘脑-垂体卵巢轴调节机制的建立可能需要很长的时间。在正常调节机制未建立之前,如果不予随访,调整周期,患者还会发生大出血。

围绝经期功血发生的原因是卵巢功能衰退,随着年龄的增加,卵巢功能只能越来越差。因此,理论上讲围绝经期功血不可能恢复正常,这些患者需要长期随访、调整周期,直到绝经。

目前常用的调整周期方法如下。

1.序贯疗法

适用于青春期和生育期女性。月经周期(或撤退性出血)的第3～5天开始服用雌激素(戊酸雌二醇1～2mg/d或炔雌醇0.05mg/d),连用22天,在服药的最后7～10天加用孕激素(甲羟黄体酮10mg/d或黄体酮10mg/d或甲地黄体酮5mg/d),停药3～7天会出现撤药性出血。

2.联合疗法

适用于雌激素水平偏高或子宫内膜较厚者。可服用短效口服避孕药如去氧孕烯、复方孕二烯酮片等。此类复合制剂含有雌、孕激素,长期使用使子宫内膜变薄,撤退性流血减少。月经周期(撤退性流血)的第3～5天开始服用,连用21天。

有高雄激素血症的患者也选择雌、孕激素联合疗法,因为雌、孕激素联合使用可抑制卵巢雄激素的合成。疗效最好的是达英-35。

3.孕激素疗法

适用于各个年龄段的女性,但多用于围绝经期女性。传统的孕激素疗法称为孕激素后半周期疗法,从月经周期的第14天开始,每天口服醋酸甲羟黄体酮10mg,连用10天左右。作者认为,孕激素后半周期疗法无法满足不同患者的需要,不符合个体化用药的原则。对大多数患者来说,每1～2个月来1次月经就可以避免发生大出血和子宫内膜病变。用法:从月经周期的第14～40天开始,每天口服醋酸甲羟黄体酮10mg,连用10天左右。

对青春期和生育年龄的女性来说,一般使用3～6个周期后停药观察。如果月经还不正常,需要继续随访治疗。围绝经期女性应一直随访治疗到绝经。

(五)促多泡发育和诱发排卵

仅适用于有生育要求的女性,不主张用于青春期女性,不可用于围绝经期女性。枸橼酸氯米芬是经典促排卵药,在月经周期(或撤药性出血)的第3～5天起给予50～150mg/d,连用5天。其他药物还有hCG和人绝经促进腺素(HMG),在卵泡发育成熟时肌内注射hCG 5000～10 000U诱发排卵;HMG,一支含有FSH和黄体生成素(LH)各75U,可与氯米芬联合使用,也可单独使用。

第二节　黄体期缺陷

排卵后,在黄体分泌的孕激素的作用下子宫内膜发生分泌反应。在整个黄体期,子宫内膜的组织学形态(子宫内膜分泌反应)是持续变化的;分泌期时相不同,子宫内膜组织学形态也不同。若排卵后子宫内膜组织学变化比黄体发育晚2天以上,则称为黄体期缺陷(LPD)。目前,国内常把黄体期缺陷称为黄体功能不足或黄体功能不全。导致黄体期缺陷的原因有两个:黄体内分泌功能不足和子宫内膜对孕激素的反应性下降。前者是名副其实的黄体功能不足,后者又被称为孕激素抵抗。

一、发病机制

目前认为黄体期缺陷的发病机制如下。

(一)卵泡发育不良

黄体是由卵泡排卵后演化而来的,卵泡的颗粒细胞演变成黄体颗粒细胞,卵泡膜细胞演变成黄体卵泡膜细胞。当促性腺激素分泌失调或卵泡对促性腺激素的敏感性下降时,卵泡发育不良,颗粒细胞的数量和质量下降。由发育不良的卵泡生成的黄体质量也差,其分泌孕激素的能力下降。

(二)黄体功能不良

黄体的形成和维持与黄体生成素(LH)有关。当LH峰和黄体期LH分泌减少时,会发生黄体功能不足。另外,如前所述即使LH峰和LH分泌正常,如果卵泡发育不良也会出现黄体功能不足。黄体功能不足体现在两个方面:①黄体内分泌功能低下,分泌的黄体酮减少;②黄体生存时间缩短,正常的黄体生存时间为12~16天,黄体功能不足时则≤11天。

(三)子宫内膜分泌反应不良

黄体功能不足时孕激素分泌减少,子宫内膜分泌反应不良,子宫内膜形态学变化比应有的组织学变化落后2天以上。子宫内膜存在孕激素抵抗时,虽然孕激素水平正常,但由于子宫内膜对孕激素的反应性下降,因此也将出现子宫内膜分泌反应不良。

二、临床表现

黄体期缺陷属于亚临床疾病,其对患者的健康危害不大。患者往往因不孕不育来就诊。

(一)月经紊乱

由于黄体生存期缩短,黄体期缩短,所以表现为月经周期缩短、月经频发。如果卵泡期延长,月经周期也可在正常范围。

(二)不孕或流产

由于黄体功能不足,患者不容易受孕。即使妊娠,也容易发生早期流产。据报道,3%～20%的不育症与黄体期缺陷有关,另外诱发排卵时常出现黄体功能不足。

三、辅助检查

临床表现只能为黄体期缺陷的诊断提供线索,需要一些辅助检查以明确诊断。

(一)子宫内膜活检

子宫内膜活检是诊断黄体期缺陷的黄金标准。如果活检的内膜比其应有的组织学变化落后2天以上,即可诊断。活检的关键是确定排卵日,有条件者可通过B超监测和LH峰测定确定排卵日。临床上多选择月经来潮前1～3天活检,但该方法的误差较大。

(二)基础体温(BBT)测定

孕激素可以上调体温调定点,使基础体温升高。一般认为,基础体温升高天数≤11天、上升幅度≤3℃或上升速度缓慢时,应考虑黄体功能不足。需要注意的是,单单测定基础体温对诊断黄体功能不足是不够的。

(三)黄体酮测定

黄体酮是黄体分泌的主要激素,因此黄体酮水平可反映黄体功能。黄体中期,当血黄体酮水平<10ng/mL时,可以诊断黄体功能不足。由于黄体酮分泌变化很大,因此单靠一次黄体酮测定进行诊断很不可靠。

(四)B超检查

B超检查可以从形态学上了解卵泡的发育、排卵情况和子宫内膜的情况,对判断黄体功能有一定的帮助。

四、诊断和鉴别诊断

明确诊断需要子宫内膜活检。另外,根据常规检查很难明确诊断子宫内膜对孕激素的反应性下降。

五、处理

目前的处理仅仅针对黄体功能不足。如果子宫内膜对孕激素的反应性下降,则尚无有效的治疗方法。

(一)黄体支持

因为人绒毛膜促性腺激素(hCG)和LH的生物学作用相似,因此可用于黄体支持治疗。用法:黄体早期开始肌内注射hCG,1000IU/次,每天1次,连用5~7天;或hCG 2000IU/次,每2天1次,连用3~4次。

在诱发排卵时,如果有发生卵巢过度刺激综合征(OHSS)的风险,则应禁用hCG,因为hCG可以引起OHSS或使OHSS病情加重。

(二)补充黄体酮

治疗不孕症时选用黄体酮制剂,因为天然孕激素对胎儿最安全。如果不考虑生育,仅针对月经紊乱来治疗,可以选择人工合成的口服孕激素,如醋酸甲羟黄体酮和醋酸甲地黄体酮等。

1. 黄体酮针剂

在自然周期或诱发排卵时,每日肌内注射黄体酮10~20mg;在使用GnRH激动剂和拮抗剂的周期中,需要加大黄体酮剂量至40~80mg/d。

2. 微粒化黄体酮

口服利用度低,因此所需剂量大,根据情况每天口服200~600mg。

3. 醋酸甲羟黄体酮

下次月经来潮前7~10天开始用药,每天8~10mg,连用7~10天。

4. 醋酸甲地黄体酮

下次月经来潮前7~10天开始用药,每天6~8mg,连用7~10天。

(三)促进卵泡发育

首选氯米芬,从月经的第3~5天开始,每天口服25~100mg,连用5天,停药后监测卵泡发育情况。对于氯米芬疗效不佳者,可联合使用HMG和hCG治疗。

第三章

闭经

闭经即无月经,可能是生理性无月经,如青春期前、妊娠期、哺乳期或绝经后期,属生理现象;还有的无月经为病理现象。病理性闭经可分原发性闭经和继发性闭经。前者指18岁月经仍未来潮者;继发性闭经则指于初潮后月经停闭超过3个周期或时间超过6个月者。真性闭经指无子宫内膜增生、分泌和月经者;假性闭经,即隐性闭经,指实际有月经形成,但由于下生殖道畸形与阻塞而经血潴留者。

引起闭经的原因是多方面的,有先天畸形、发育不全、内分泌因素、免疫因素,也有受精神神经因素、肿瘤、创伤与药物影响而导致闭经的,必须认真查找病因,对因治疗,才能取得较好的效果。

第一节　原发性闭经

原发性闭经少见,仅占闭经总数5%,主要由性染色体异常,性腺发育不全,性分化异常,副中肾管发育障碍和下丘脑-垂体卵巢-子宫(HPOU)轴不成熟所致。常见疾病有:①子宫和下生殖道病变引起的闭经,如先天性宫颈、阴道、处女膜无孔,先天性无阴道、先天性无子宫、始基子宫、阴道横隔、睾丸女性化综合征;②卵巢病变引起的闭经,如Turner综合征、性腺发育不全、卵巢不敏感综合征;③垂体病变引起的闭经,如原发性垂体促性腺激素缺乏症、垂体生长激素缺乏症、垂体肿瘤、空泡蝶鞍综合征、高泌乳素血症;④中枢神经系统和下丘脑病变引起的精神性闭经,神经性厌食,颅咽管瘤,药物性闭经Kallmann综合征,劳—穆—比综合征。下面介绍常见的原发性闭经。

一、多X综合征

患者染色体核型中至少含3个X染色体。**多X综合征**的发生率约1%,以47,XXX综合征最为常见。其临床表现与Turner综合征相似,但卵巢发育不全引起的原发性闭经及不孕发生率明显低于Turner综合征。据不完全统计,47,XXX综合征患者中,有20%~30%出现先天性卵巢发育不全,15%~25%为原发性闭经;绝大多数48,XXXX综合征患者出现自发性月经,但月经失调常见,3%~5%患者可有原发或继发性闭经。49,XXXXX综合征患者的原发性或继发性闭经发生率不足3%。

与Turner综合征相比较,多X综合征患者身高一般正常,但智力障碍严重,X染色体越多者,智力障碍越重,部分患者可出现精神症状发作。治疗采用雌、孕激素周期序贯疗法。

二、性腺发育不全

患者染色体核型为46,XX或46,XY,后者在胚胎早期原始性腺—睾丸即停止发育,缺乏副中肾管抑制激素及雄激素的分泌,保留了女性生殖管道,故两者的表型均为女性,具有条索状性腺。临床表现为原发性闭经,第二性征不发育或发育不良,内外生殖器有一定程度的发育不良,无身材矮小、颈蹼、肘外翻等其他躯体畸形;智能正常。孕激素撤退试验阴性,生殖激素测定显示卵巢激素水平低下,垂体激素FSH和LH升高。腹腔镜检或剖腹探查时仅见一条纤维结缔组织组成的条索状性腺。除极少数患者外,活检均无生殖细胞或各级卵泡存在。治疗采用雌、孕激素周期序贯疗法及手术人造阴道。46,XY患者的条索状性腺中无生殖细胞,但门细胞可能产生雄激素,有的患者可能阴蒂肥大。由于部分患者性腺可发生恶性性腺肿瘤,诊断一旦明确,应立即切除性腺。

三、卵巢不敏感综合征

卵巢不敏感综合征患者的卵巢内有众多始基卵泡,但对高水平的促性腺激素缺乏反应,仅极少数能发育到窦状卵泡期,几乎不能达到成熟期,多数卵泡在窦状卵泡前期呈局灶或弥散性透明变性。

该综合征的发病原因迄今尚未完全清楚,可能系卵巢缺乏促性腺激素受体或促性腺激素受体变异,或因卵巢局部调节因子异常,卵巢对内源性和外源性促性腺激素缺乏有效反应。患者表现为原发性闭经,第二性征及生殖器发育不良,腋毛、阴毛稀少或缺如,外阴及乳房发育差。该综合征患者染色体核型为46,XX,腹腔镜检查或剖腹探查见卵巢较正常小,活检见卵巢中存在众多始基卵泡,但少有窦状卵泡存在。内分泌激素测定显示,卵巢激素水平低下,促性腺激素水平明显增高,使用外源性促性腺激素很难使卵泡发育。治疗采用雌、孕激素周期序贯疗法及必要时手术人造阴道。

四、原发性垂体促性腺激素缺乏症

本症是指垂体其他功能均正常,仅有促性腺激素分泌功能低下的疾病,可能是由LH或FSH分子中的α亚单位或受体异常所致,病因尚未明,主要症状为原发闭经,性腺、性器官和性征不发育,血FSH,LH和雌激素水平低下,卵巢内有较多始基和初级卵泡,身高正常或高于正常,指距大于身高,骨骺愈合延迟,性染色体正常46,XX,用外源性促性腺激素治疗可促使卵泡发育和排卵,可采用促性腺激素脉冲疗法或各种超促排卵方案。对无生育要求者可给雌孕激素周期序贯疗法。

五、垂体生长激素缺乏症

由脑垂体前叶生长激素分泌不足所致,出生时发育正常,出生后生长迟缓,体型及面貌似儿童,身材矮小,身高125~130cm,但体态相对匀称,智力正常。青春期后,内外生殖器及第二性征皆不发育,腋毛、阴毛甚稀少或无,伴有闭经和不育。激素测定提示,生长激素水平低落,促性腺激素、促肾上腺皮质激素、促甲状腺激素也可有不同程度的低水平,最有效的治疗方法是应用生长激素治疗。开始治疗的年龄宜早,年龄越小,疗效越好。一般可从5岁开始,骨龄10岁以下者的疗效优于10岁以上;骨龄小于10岁者第1年可获8~12cm的长速,而骨龄大于12岁的女婴每年只能长5~7cm。疗程宜长,应持续到骨骺融合时止。但如已获较满意身高时,可不必用至骨骺闭合才停药。对开始治疗时骨龄已达10岁左右者,(即已开始青春发育)更要定期监测身高、体重作为疗效判断及剂量调整的基本参数。如在原始治疗量未见生长加速时,应增加剂量。可用到基因重组人生长激素每周1U/kg体重,甚至更多。在此期间,应每半年测1次骨龄,如骨龄大于13岁,即使继续治疗,疗效亦不会满意。停药后可进行性激素替代治疗。

六、Kallmann综合征

系单一性促性腺激素释放激素缺乏而继发的性腺功能减退,同时伴有嗅觉丧失或减退的一种疾病,女性发病率为1/5000。

(一)发病机制

病变在下丘脑,导致先天性促性腺激素释放激素分泌不足与嗅脑发育不全。因为胚胎期分泌GnRH的神经元与嗅觉神经元系同一来源,二者移行途径也相同。嗅神经元的轴突正常情况下向前脑移行经过筛板和脑膜到嗅球,GnRH神经元沿嗅神经穿过嗅球到下丘脑,本病的发生是嗅神经元向前脑移行,却终止于筛板和前脑之间,未达嗅球,GnRH的神经元也移行至此,故因促性腺激素释放激素不足而发生闭经,同时出现嗅觉丧失或减退的症状。

(二)临床表现

患者自幼丧失嗅觉或嗅觉减退,卵巢发育不全,青春期延迟,常表现为原发性闭经,卵巢内含早期发育阶段的卵泡,有的表现为月经稀发,不育。第二性征不发育或发育差,内外生殖器均为幼稚型,肾上腺功能一般属正常,故有阴毛。智力正常或稍差。染色体检查为46,XX。血垂体促性腺激素水平明显降低或测不到,GnRH兴奋试验反应往往低下或无反应,其他垂体激素正常。

(三)诊断

根据典型临床表现,垂体、卵巢内分泌测定,染色体检查,且除外鞍区占位病变即可确诊。

(四)治疗

常用雌孕激素终身替代治疗,可有撤药性流血,有生育要求者可用hMG(FSH)/hCG方案或GnRH脉冲治疗,嗅觉减退则无特殊治疗。

七、弗勒赫利希综合征

弗勒赫利希综合征,亦称肥胖生殖无能综合征。

(一)发病机制

主要是由于下丘脑组织的病变(如下丘脑肿瘤、颅底损伤或脑炎、脑膜炎、结核菌感染后),侵犯了释放促性腺激素释放激素的神经核群,且常累及下丘脑中与摄食有关的核群,而伴有肥胖,故又称肥胖性生殖器退化。

（二）临床表现

多食、肥胖,第二性征发育差,内外生殖器发育不良,无阴毛、腋毛,也无月经。

（三）诊断

根据临床及 MRI、CT 检查判断有无下丘脑肿瘤、颅咽管瘤、脑炎、脑膜炎等。

（四）治疗

进行人工周期治疗,有的患者可能有撤药性流血。并对下丘脑病变的对症治疗。

八、劳-穆-比综合征

该征是常染色体隐性遗传性疾病,有家族史,近亲结婚的后代为多见。临床表现:肥胖,脂肪沉积主要在下腹、腰臀部,常有智力障碍;性腺发育不全,可表现为青春延迟,性幼稚,月经推迟或原发性闭经;视网膜色素变性,视网膜上有白色或黑色素斑;多指(趾)。治疗:无特殊治疗,控制饮食,运动,减肥,切除多指(趾),用雌孕激素替代治疗。

第二节　继发性闭经

继发性闭经较多见,约占闭经总数的90%,主要疾病分类:①子宫和下生殖道病变引起的闭经,如宫颈宫腔粘连症、生殖器官结核;②卵巢病变引起的闭经,如卵巢炎症和损伤(放射,手术)、卵巢早衰、多囊卵巢综合征、卵泡膜细胞增生症;③垂体病变引起的闭经,如垂体前叶功能减退症、垂体肿瘤、空泡蝶鞍综合征、高催乳素血症;④中枢神经系统和下丘脑病变引起的闭经,如精神性闭经、神经性厌食、假孕、颅咽管瘤,医源性闭经;⑤糖尿病、甲状腺、肾上腺疾病引起的闭经,运动性闭经。下面介绍常见的继发性闭经。

一、宫颈-宫腔粘连症

亦称 Asherman 综合征,指人工流产、中期引产或足月分娩后以及诊断性刮宫、子宫内膜切除等手术后发生的宫颈-宫腔粘连;视子宫内膜损伤后宫腔粘连的面积及程度,表现为月经量过少或闭经。

（一）病因

1.创伤

如人工流产、药物流产后刮宫、中期妊娠引产、足月产后刮宫、诊断性刮宫,宫腔镜下子宫内膜切除术等,均可造成子宫内膜受损,肌层组织裸露,以致宫腔粘连。

2.感染

各种宫腔内手术导致创伤同时,导致病原体的直接感染,或诱发宫腔创伤组织无菌性炎性反应,均为宫腔粘连的重要病因。

3.子宫内膜修复障碍

子宫受创伤后,内膜中的成纤维细胞溶解酶活性降低,出现暂时性胶原纤维过度增生,而子宫内膜增生被抑制,结果瘢痕形成,粘连发生。

4.低雌激素状态

可能促成粘连形成并使之趋于严重。现在临床上分离宫腔粘连后补充小剂量雄激素的治疗方案效果良好,也证明了这一点。

(二)临床表现

在宫腔内手术操作后,月经量明显减少或出现闭经,部分患者有周期性腹痛、宫腔积血。子宫内膜破坏、宫腔变形常致不孕或自然流产、早产、前置胎盘、胎盘粘连或植入等。妇科检查、探针检查可发现宫颈内口阻塞或狭窄,粘连轻者可在受阻后有突破感,之后进入宫腔,有少量暗红色血液流出。如宫腔粘连,探针进入宫腔后感到活动受限。

(三)诊断

根据典型病史及探子宫腔检查多数即可明确诊断;部分需行碘油宫腔造影或宫腔镜检查。对人工流产术后闭经或月经过少,应考虑宫腔粘连、内膜损伤及内膜菲薄、缺如的可能,并首选宫腔镜检查。

1.子宫输卵管碘油造影

显示宫腔呈不规则影像,宫腔变形、扭曲,单个或多个充盈缺损,子宫腔边缘不整齐如毛刷状。宫颈内口粘连时,宫颈管长而如锯齿状。双侧输卵管多数通畅无损。子宫输卵管造影对宫腔粘连患者的病因诊断有其临床意义,它能判断宫腔封闭程度,但不能提示粘连的坚韧度和类型,因其定位在一个平面上,易忽略轻微粘连,同时不能了解子宫内膜损伤所致的月经过少和闭经。

2.宫腔镜检查

可见到结缔组织在充盈的膨宫液体中漂浮如絮状,或结缔组织使宫腔硬化,色苍白,散布于正常内膜之间。严重者,粘连组织形成粗细不等的束带。①内膜性粘连带,外观与周围内膜相似,粘连组织色白、反光性强,质脆、较软、易分离,多无出血;②肌性粘连带,表面有薄层内膜覆盖或腺体开口,分离时需稍用力,断端粗糙色红;③结缔组织粘连带,表面呈灰白色,富有光泽,表面无内膜覆盖,断端粗糙、色苍白,无出血。严重的宫颈内口或宫腔粘连,碘油宫腔造影及宫腔镜检查均易失败。宫腔粘连的分类,按欧洲妇科内镜协会的分类如下:Ⅰ度,宫腔内多处有纤维膜样粘连带,两侧宫角及输卵管开口正常;Ⅱ度,子宫前后壁间有致密的纤维索状粘连,两侧宫角及输卵管开口可见;Ⅲ度,纤维索状粘连致部分宫腔及一侧宫角闭锁;Ⅳ度,纤维索状粘连致部分宫腔及两侧宫角闭锁;Ⅴa度,粘连带瘢痕化致宫腔极度变形及狭窄;Ⅴb度,粘连带瘢痕化致宫腔完全消失。

(四)治疗

单纯宫颈粘连可采用探针或宫颈扩张棒扩张宫颈管,宫腔粘连应用宫腔镜直视下分离粘连带,并同时放置宫内节育器,术后应用雌、孕激素人工周期治疗3个月。宫腔镜问世前,仅凭术者的感觉和经验用宫颈扩张器、刮匙等分离宫腔粘连,但其效果难以令人满意,现已淘汰。随着宫腔镜诊疗技术的发展,经宫腔镜直视下分离治疗子宫腔内粘连合理可行,是现有的最佳治疗手段,宫腔镜能对宫腔病变的部位,尤其是对粘连的部位、范围等做出评估,并在镜下完全、准确地剪除病灶和分离粘连,又能把对周围正常组织的损伤减少至最低限度,大大提高了治疗成功率及妊娠率。

二、卵泡膜细胞增生症

病因及发病机制尚不清楚,病理特点是在远离卵泡的间质内存在卵巢性黄素化卵泡膜细胞增生病灶,并产生过多的雄激素引起闭经及男性症状。

(一)临床表现

月经稀发渐至继发性闭经,常伴有肥胖,男性化现象。面颊部、下颌及颈部出现多毛,喉结稍增大,不同程度的乳房萎缩,或有阴蒂肥大。

(二)诊断

1.妇科检查

阴道壁光滑,宫颈子宫正常大小,或小于正常,双侧卵巢增大。

2.性腺激素测定

血雌二醇(E_2)、黄体酮(P)处于低水平,但雌酮(E_1)可处于正常水平。2/3的患者睾酮(T)升高,LH、FSH正常,地塞米松抑制试验正常,用hCG刺激后,T显著升高。氯米芬试验为无反应型。但确诊须依靠卵巢病理检查。

(三)治疗

剖腹探查,卵巢楔切,抗雄激素和促排卵治疗。

三、卵巢肿瘤

（一）病因

引起闭经的常见卵巢肿瘤有卵巢畸胎瘤、卵巢无性细胞瘤、卵巢原发性绒毛膜上皮癌、颗粒细胞瘤、卵泡膜细胞瘤、间质细胞瘤、肾上腺样细胞瘤、间质黄素瘤、非特异性脂质细胞瘤、上皮性卵巢肿瘤及卵巢转移性肿瘤等。

（二）发病机制

引起闭经的机制有以下五方面。

（1）卵巢结构遭到破坏，卵巢功能受到干扰。

（2）产生激素，影响下丘脑-垂体卵巢轴功能及子宫内膜反应性。

（3）手术、化疗、放疗等破坏卵巢结构或加速卵细胞死亡及卵泡闭锁。

（4）患者处于恶性消耗状态，影响生殖激素及其调节因子的生物合成。

（5）患者患病后精神状态不佳，紧张、恐惧、焦虑等不良心境影响下丘脑垂体卵巢轴功能，引起闭经。

（三）治疗

确诊后按不同肿瘤治疗原则进行手术、化疗或放疗。

四、席汉综合征

（一）病因

由于产后大出血，低血容量性休克影响垂体前叶的血循环，易在腺体内部或在漏斗柄处形成血栓，引起缺血性梗死而造成垂体缺血坏死，纤维性萎缩，造成垂体功能不全，继发垂体前叶多种激素分泌减退或缺乏，引起一系列临床症状。

（二）发病机制

（1）妊娠期垂体生理性增生肥大，需氧量相应增多，尤其在分娩时需氧量约增加3倍，因此对缺氧十分敏感。垂体前叶血流量锐减，易于引起梗死坏死。

（2）垂体前叶血供的80%来源于垂体上动脉和门脉丛，10%～20%来源于颈内动脉分支，当休克时，颈内动脉和门脉循环血量皆骤减，反射性引起血管痉挛，更加重缺血缺氧。缺血缺氧首先从垂体柄水平开始向垂体前叶延伸，缺血时间越长，垂体坏死和功能损害越严重。神经垂体血供不依赖门脉系统，故产后垂体坏死不一定累及后叶，但也有极少病例发生抗利尿激素分泌异常及尿崩症症状。

（3）垂体前叶有较强的代偿能力，但破坏超过70%常发生失代偿。一般当垂体坏死面积达50%时,临床才出现症状;坏死面积为75%以上,则症状明显;坏死面积超过90%,则症状严重。

(4)垂体缺血坏死及萎缩,致垂体功能低下,可使其分泌的各种激素减少,性腺、甲状腺、肾上腺皮质也随之萎缩,功能低下,从而表现为多系统多脏器的变化。

(三)临床表现

临床表现以激素缺乏为主,常以下列次序出现。

1.性腺功能减退

产后无乳汁与闭经,因产后出血导致无乳为本症发生的信号,继而性腺功能减退,阴毛、腋毛脱落,性欲减退至消失,不育,生殖器及乳房萎缩。

2.甲状腺功能减退

畏寒、乏力、少汗,表情淡漠、反应迟钝。面色苍白、眉毛脱落、皮肤粗糙,甚至出现黏液性水肿。食欲缺乏、精神抑郁、记忆力衰退。

3.肾上腺皮质功能减退

虚弱、疲倦、全身软弱无力、恶心、厌食、消瘦、抵抗力低、易感染、低血压、低体温、皮肤色素变淡。乳晕变淡和会阴部色素脱失。

(四)诊断

绝大多数患者有产后大出血、休克及相关垂体激素缺乏症状,但无头痛,无视野缺损,无神经系统定位体征。HPO轴、肾上腺轴,甲状腺轴的激素测定,可评估垂体破坏程度。

(五)治疗

相应激素替代治疗和营养支持疗法。预防产后大出血是预防本病的根本措施。及时处理失血性及感染性休克,缩短缺血时间,使垂体缺血坏死的影响不致失代偿。

五、垂体肿瘤

垂体肿瘤约占全部颅内肿瘤的10%,催乳素腺瘤是常见的垂体肿瘤,其次为颅咽管瘤、生长激素分泌细胞瘤、促肾上腺皮质激素分泌细胞瘤和促甲状腺激素分泌细胞瘤。不同性质的肿瘤可出现不同症状,但多有闭经的表现。

(一)催乳素腺瘤(PRL腺瘤)

垂体前叶功能性腺瘤,属良性,生长速度缓慢,常引起闭经。

1.发病机制

与PRL调节因素的异常或垂体PRL分泌细胞本身的缺陷有关。催乳素瘤产生高

PRL血症的原因可能是:①催乳素瘤细胞自主分泌PRL,不受催乳素抑制因子(PIF)的抑制;②肿瘤增大压迫垂体柄,阻断门脉血供,使下丘脑产生的PIF进入垂体减少,以致垂体分泌PRL过多。高PRL血症可直接引起溢乳,间接通过干扰促性腺激素释放激素的脉冲分泌而导致闭经。

2.病理改变

催乳素瘤主要局限在垂体前叶腹侧,当肿瘤生长时,垂体前叶腹侧区增大,使蝶鞍骨质受压迫。光镜下催乳素瘤细胞形态无特殊,可呈嫌色性,少数为嗜酸性,故常误认为嫌色细胞瘤。

3.临床表现

典型的临床症状为闭经溢乳。

(1)闭经是垂体催乳素瘤的最早症状,闭经时间的长短与血清PRL的升高程度相关。

(2)溢乳是本病的重要症状,量的多少不等,与血清PRL值呈非正相关关系,多时易被觉察,少时需挤压乳房才能发现,多为双侧性,也可单侧。

(3)不育及低雌激素症状,高PRL可引起无排卵性不孕,或卵泡发育中止,雌激素分泌减少,生殖器萎缩,阴道干燥,性交困难,可出现面部阵发性潮红,性情急躁,性欲减退等。

(4)压迫症状:肿瘤继续扩张,压迫周围脑组织,出现头痛;向上压迫视交叉,有视力或视野障碍,如双颞侧偏盲;视野缺损、视力减退,永久性失明,压迫神经垂体,可发生尿崩症;压迫下丘脑,可引起肥胖、嗜睡、多梦、体温调节障碍等;肿瘤发生急性出血坏死时,可有剧烈头痛、恶心、呕吐,突然失明,甚至昏迷。

4.辅助检查

(1)内分泌检查:PRL测定,应用放免法或酶免法测定,一般以880mU/L或20ng/mL为未孕女性血PRL正常高限。FSH、LH、En值低于正常。测定TSH、T$_3$、T$_4$以排除原发性甲状腺功能减退。

(2)蝶鞍X线检查:过去常用蝶鞍正侧位摄片。异常X线表现有蝶鞍扩大、骨质吸收和鞍底下陷。

(3)CT检查:能清楚地显示局部解剖结构,具有高分辨率,能辨认直径3mm以上的肿瘤,可早期发现垂体微腺瘤(直径小于10mm),可确定肿瘤是否已向蝶鞍上扩展及其范围,并用于指导治疗和随访。

(4)磁共振成像(MRI):诊断垂体瘤较CT更优,MRI多平面显像可发现直径1~2mm的肿瘤。MRI无辐射,适合妊娠期垂体瘤的检查。

5.诊断

(1)病史:多数患者以闭经或不孕为主要症状就诊。要了解有无服用引起PRL升高的药物,有无视力的改变及头痛。

(2)体检:挤压乳房,观察有无溢乳,检查生殖器有无萎缩。视野检查:视野检查应列为垂体肿瘤的常规检查。

(3)辅助检查结果。

6.治疗

(1)药物治疗:服用溴隐亭可使肿瘤缩小,月经恢复,泌乳停止。

(2)放射治疗:近年国内已有立体定向的放射治疗。即γ刀或X刀治疗。前者利用放射性钴所产生的γ射线集中到肿瘤上;后者则利用X射线旋转聚焦照射的方法消灭肿瘤细胞。

(3)手术:除应用开颅手术切除肿瘤外,对体积不大的肿瘤可经口鼻蝶窦部手术切除,即打开蝶窦,开放鞍底硬脑膜来刮除肿瘤。

(二)促肾上腺皮质激素(ACTH)腺瘤

该腺瘤分泌ACTH致使皮质醇分泌大量增加。光镜下瘤细胞为多角形或圆形。体积较大,细胞核呈圆形,居中,胞质丰富,含有许多嗜碱性粗颗粒。

1.临床表现

表现为库欣综合征,患者面如满月,红润多脂,颈背部脂肪堆积、隆起似"水牛背",向心性肥胖。肌肉软弱,下腹壁、大腿上部内外侧等处有粗大的紫纹,同时伴糖尿、高血糖等症状,此外有闭经、多毛、皮肤粗糙、高血压和骨质疏松等症状。

2.辅助检查

(1)内分泌检查:ACTH基础分泌高于正常,正常昼夜节律消失,皮质醇增高,促肾上腺皮质激素释放因子(CRF)兴奋试验显示ACTH反应差。

(2)CT扫描或磁共振:能准确显示肿瘤位置及范围。

3.诊断

根据病史、临床表现和辅助检查结果不难诊断。

4.治疗

(1)手术治疗:有蝶鞍扩大及垂体瘤压迫症状者,首选手术治疗。经蝶窦切除腺瘤,临床症状可获缓解消失,疗效可达76%~85%。

(2)放射治疗:对合并严重并发症不能接受手术治疗的患者,可选用深部放射线或γ刀或X刀照射垂体,消灭肿瘤细胞。

（3）药物治疗：轻症病例可试用赛庚啶治疗。该药抑制CRF的释放，使血浆ACTH水平降低而达到治疗目的，24～32mg/d，分3～4次口服。有嗜睡、多食等不良反应。

（三）促甲状腺素腺瘤（TSH）

TSH腺瘤极罕见，属嗜碱细胞瘤或嫌色细胞瘤。TSH腺瘤分泌过多的促甲状腺激素，使甲状腺素分泌过高，引起垂体性甲状腺功能亢进症和闭经。患者表现为疲乏无力、怕热多汗、食欲亢进，体重减轻，低热、餐后糖尿、心悸、心动过速等。内分泌检查显示TSH增高，T_3、T_4增高。CT或磁共振结合临床可确诊。应进行手术摘除。

（四）生长激素肿瘤

生长激素肿瘤（GH瘤）为脑垂体前叶嗜酸细胞瘤，瘤细胞分泌过多的生长激素会引发一系列的异常表现。

1.临床表现

未成年前发病，表现为巨人症，身高可达2m左右，身体各部分比例基本正常，大多数四肢较长，骨骺闭合延迟，伴有性腺发育不全和原发闭经。成年后发病，表现为肢端肥大症，下颌骨肥大，鼻旁窦明显增大，四肢末端指（趾）骨增大，牙齿变稀，肌肉肥大，舌肥大，继发闭经，同时伴性功能减退，糖耐量减低甚至糖尿病和各种压迫症状。

2.诊断

根据典型临床表现，CT或MRI扫描、四肢骨骼X线摄片结果，血清生长激素水平明显增高且不能被葡萄糖抑制，可确诊。

3.治疗

垂体生长激素腺瘤作为一种以外科治疗为主要治疗手段的疾病，其治疗目标越来越高：全切除肿瘤，保护残余垂体功能，降低异常升高的激素水平至正常范围，同时缓解临床症状和并发症，特别是改善心血管-呼吸系统的症状和代谢方面的紊乱。常用的治疗方法包括手术、放射治疗和药物治疗。目前治疗生长激素腺瘤的主流方案为：首先行肿瘤全部或大部分切除，而后再通过放射治疗或药物治疗残余肿瘤，降低生长激素分泌水平。对鞍上或鞍旁的扩展型肿瘤，可先行药物治疗使肿瘤缩小至鞍内，同时降低生长激素分泌水平，再行手术切除。

（1）手术或放射治疗：垂体生长激素腺瘤的手术方法分为经蝶和经颅两种入路；对较大且主要向鞍上池生长，压迫视神经，侵入第三脑室，侧脑室或突入额叶脑组织中的肿瘤，多采用开颅经翼点或经额入路手术。但经蝶手术对多数局限于鞍内或部分向蝶窦、鞍上生长，尤其侵及海绵窦的肿瘤仍为首选术式。由于肢端肥大症患者的鼻腔相对较大，目前较多应用的术式是经单鼻孔-蝶窦入路，其优点在于到达鞍底路径短,不必处理鼻嵴骨质,缩短手术时间。垂体生长激素腺瘤切除完全后可用无水乙醇对瘤腔做进一步处理;向两侧海绵窦扩展者,可用特制的可弯曲刮匙进入海绵窦刮除肿瘤。为了达到肿瘤最佳切除程度,可将现代化的仪器如内镜导航系统,应用于经蝶手术中。手术治疗肢端肥大症,缓解率可达90%,故部分患者术后需施以相应的放射治疗或药物治疗。手术治疗的缺点是可致垂体功能低下和尿崩症。

(2)药物治疗

1)生长激素释放抑制因子或类似物:也称生长抑素,由下丘脑分泌,具有抑制垂体分泌生长激素和促甲状腺激素(TSH)的作用。目前用于临床治疗的药物多为生长抑素类似物(奥曲肽)。术前应用此类药物可使肿瘤缩小和软化。兰瑞肽为近年发展起来的新型缓释生长抑素类制剂,其与生长抑素受体的结合能力强于奥曲肽,每2周肌内注射1次,每次剂量为30mg,效果较好。部分肢端肥大症患者常合并不同程度的头痛,可给予卡马西平短时服用。有些患者为剧烈头痛,而生长抑素则是治疗该种头痛的最佳药物,此时其他止痛药物均不理想。

2)溴隐亭:治疗效果良好,可缓解症状,生长激素和PRL均有下降,一般为10mg/d。

3)赛庚啶:为5-羟色胺拮抗药,通过抑制生长激素释放激素而减少GH分泌,治疗肢端肥大症,用法为开始每次2mg,4次/天,以后根据血清GH水平调整剂量,增至24mg/d。

(3)放射治疗:对术中无法完全切除,或术后检查发现有少量肿瘤残余,以及药物治疗失败或拒绝接受其他治疗方法的患者,应进行正规的放射治疗。放射治疗的主要不良反应是导致垂体功能低下。放射治疗对降低生长激素和胰岛素样生长因子分泌水平或缩小肿瘤体积的效果缓慢。

六、空泡蝶鞍综合征

空泡蝶鞍综合征是指蛛网膜下隙及脑脊液疝入蝶鞍,致蝶鞍扩大,腺垂体受压而产生的一系列临床表现。

(一)发病机制

由先天性(原发性)或后天性原因(继发性,垂体腺瘤手术和放射治疗)导致鞍膈不完整,使蛛网膜下隙疝入蝶鞍窝,疝囊内积聚的脑脊液压迫,使垂体变成扁平,位于鞍后底部,酷似空泡状,而鞍底和前后床突因压迫而脱钙和破坏,如果垂体柄被压迫,阻碍下丘脑催乳素抑制因子(PIF)进入垂体而发生高催乳素血症。

(二)临床表现

多见于中年肥胖女性和多产妇,临床可以无症状。有些患者有头痛、视野改变、脑脊液鼻漏和颅内高压,并发生由下丘脑、垂体功能失调引起的内分泌紊乱,如闭经、溢乳和不育。也可伴有多种垂体激素缺乏。

(三)诊断

影像学检查:蝶鞍X线检查、CT或MRI可见蝶鞍对称性扩大,鞍内密度减低,底部下陷呈特有的气球形。内分泌检查:促性腺激素减少,部分女性PRL轻度升高。

(四)治疗

对症治疗,对闭经溢乳者给予溴隐亭治疗,一般不行外科手术。

七、精神性闭经

精神刺激、应激,造成下丘脑-垂体卵巢轴功能失调,导致闭经。

(一)发病机制

在人类生殖调节中,精神因素常通过CRF分泌亢进,使内源性阿片肽、多巴胺升高在下丘脑水平抑制GnRH神经元的脉冲释放,从而抑制了垂体分泌促性腺激素,导致闭经。

(二)临床表现

常有精神刺激史,之后月经稀发、闭经及不孕。促性腺激素释放激素刺激试验显示,垂体有正常反应,或因长期缺乏GnRH作用而对外源性GnRH刺激的反应迟钝,血中皮质醇分泌升高,但临床无皮质醇功能亢进表现。

(三)治疗

常用人工周期治疗产生撤药性阴道流血,可给予精神的安慰,然后给诱导卵泡发育与排卵的治疗。应用合成GnRH替代下丘脑分泌GnRH不足,治疗前先做1次GnRH兴奋试验。如垂体反应良好,则对GnRH治疗的效果较好,如反应欠佳或无反应时,则可采用GnRH脉冲治疗,但疗程可能较长。

八、神经性厌食症

神经性厌食症是一种严重的进食行为障碍,为自我强迫性厌食。拒食,伴有心理障碍。常见于少女中,病因尚不清楚,研究认为与生物、社会、精神等因素所致下丘脑调节失常有关,例如盲目减肥、节食、失恋或身体、精神上刺激等。

(一)临床表现

顽固性拒食或厌食,消瘦、体重减轻、怕冷、体温偏低,血压低、乏力、皮肤干燥,伴闭经。患者的父母常对其关心不够,性格内向、忧虑、内疚、压抑,少言寡语。

（二）治疗

给予精神鼓励，家庭人员尤其是父母的关怀尤为重要，适当更换环境，逐步促进饮食，矫正体内电解质平衡失调。适当应用抗忧郁药。人工周期治疗后，出现撤药性阴道流血，类似月经来潮，可给患者带来心理安慰，提高治疗信心。同时可调整下丘脑垂体卵巢轴的功能。有生育要求者，可诱发卵泡发育与排卵治疗。

九、运动性闭经

过重的体力劳动、长时间过量的体育训练或参加剧烈紧张的比赛活动引起的闭经。

（一）发病机制

1.运动应激

可使CRF、ACTH分泌亢进，血中皮质醇、去甲肾上腺素与肾上腺素水平上升，脑内儿茶酚胺增多，抑制下丘脑垂体卵巢轴功能。

2.体脂减少

月经初潮出现与正常周期的维持与体内一定比例的脂肪组织有关，缺少脂肪组织常表现为低雌激素闭经。对于运动员来说，其一是能量补充不能满足训练消耗的需要，其二是运动员自身为了提高比赛成绩而刻意减少体重或体脂。

3.激烈运动

可使体内雄激素升高，反馈引起下丘脑与垂体功能紊乱，FSH下降，卵泡发育差，卵巢内分泌功能下降。训练剧烈时，下丘脑内源性阿片肽活性增加，从而抑制GnRH，促性腺激素与卵巢激素分泌。

（二）治疗

首先应解除思想顾虑，消除因月经未来而产生的担忧与恐惧心理，同时适当调整训练的强度与持续的时间，给予足够的营养补充。闭经达3个月以上者可以用雌激素、孕激素进行人工周期治疗或促排卵治疗，疗效满意。

十、颅咽管瘤

为一种先天生长缓慢的囊性肿瘤，生长在蝶鞍之上，少数位蝶鞍内，肿瘤增大可向上压迫第三脑室底部，向前挤压视神经交叉，向下压迫下丘脑和垂体而出现相应的压迫症状。

（一）临床表现

发病在青春期前表现为原发性闭经，性幼稚、生长障碍，发病在青春期后表现为继发性闭经、女性性征退化。肿瘤压迫可引起颅内高压、视力障碍,神经症状,并有下丘脑-垂体功能异常,如尿崩症、口渴、厌食、闭经、溢乳等。

（二）诊断

做沿垂体柄X线侧位片检查,可发现蝶鞍扩大扁平,床突骨质损害,并可见鞍上钙化阴影。颅部断层、CT、MRI可确诊定位。

（二）治疗

一经确诊,马上行手术或放射治疗。

十一、药物性闭经

（一）发病机制

药物直接或间接地经中枢神经系统,或经神经介质和受体机制作用于HPOU轴,引起卵巢功能,或PRL升高导致闭经。常见引起闭经的药物如下。

（1）服避孕药、避孕针、埋植剂、雄激素。

（2）麻醉药,如吗啡、美沙酮。

（3）多巴胺受体阻滞药,多巴胺降解药,单胺氧化酶抑制药,多巴胺转化酶抑制药。

（4）苯二氮䓬类、丙米嗪、阿米替林、氯硝西泮、地西泮。

（5）组胺和组胺H_1、H_2受体拮抗药:5-羟色胺、西咪替丁。

（二）治疗

停药,减量或换药。雌、孕激素人工周期疗法和促排卵治疗,对高泌乳素血症应给予溴隐亭治疗。由于溴隐亭会激动中枢多巴胺（DA）受体功能,存在加重精神病症状的风险,使其临床应用受到限制。非典型抗精神病药物阿立哌唑,属于DA受体部分激动药,对DA自身受体有部分激动作用,同时对突触后膜D_2受体有拮抗作用,合并使用阿立哌唑可以逆转抗精神病药物在结节漏斗部位产生的DA受体拮抗作用,从而降低PRL水平,治疗泌乳、闭经。在维持原有抗精神病药物种类和剂量不变的基础上,合并使用5mg/d的阿立哌唑,可以明显降低患者血清PRL水平,使临床泌乳、闭经症状显著改善,无不良反应。

第三节　卵巢早衰

卵巢早衰(POF)指月经初潮年龄正常或青春期延迟,第二性征发育正常的女性于35岁以前发生的继发性闭经。

一、病因

(一)基因疾病

先天性卵巢内卵泡数过少或因X染色体突变,数目或结构异常,其中一小部分核型为45,XO嵌合体,从血液培养中有时难以分出嵌合型,从卵巢组织成纤维细胞可以获得更多嵌合型。由基因突变,引起细胞功能异常而干扰或破坏卵巢功能,导致卵巢早衰。其他的一些X染色体异常如X三体,等臂X染色体,X短臂及长臂的部分缺失,涉及X染色体的平衡易位均可导致POF的发生。睑裂狭小基因FOXL2是第一个被认定在维持卵巢功能方面发挥重要作用的人类常染色体基因,定位于3q23。睑裂狭小基因突变最早是在睑裂狭小上睑下垂赘皮倒转综合征(BPES)中发现的。BPES分为两型,Ⅰ型BPES与眼睑异常和卵巢衰竭有关,常并有POF,突变产物是一种无功能的截形蛋白;Ⅱ型仅与眼睑缺陷有关,突变产物为一种比正常情况大的蛋白。常染色体的基因突变也可导致POF,尿促卵泡素受体与黄体生成素受体基因均定位于2号染色体长臂。异常的促性腺激素分子及它们的受体异常均可能导致卵巢功能衰竭。

(二)垂体功能异常

促性腺激素过度刺激,加速了卵泡闭锁,卵泡消耗过多。

(三)药物、放射线、病毒感染及其他物理化学性损害

如手术、放疗、化疗,环境污染物铜、砷、汞等中毒,乙型脑炎、腮腺炎病毒等感染均可损伤卵巢组织。导致卵巢早衰;又如长时间服用抗类风湿药物(如雷公藤),也可能引起卵巢早衰。

(四)免疫性损害

有文献提示,卵巢早衰可能是一种自身免疫性疾病损害的结果。如活检发现,部分POF患者卵巢内原始卵泡、初级卵泡和生长卵泡,各级卵泡周围存在淋巴细胞和白细胞浸润,给予泼尼松治疗1个月后月经自然恢复。因而有人认为POF是一种自身免疫性疾病或全身自身免疫性疾病累及卵巢后的表现。艾迪森病系一自身免疫性疾病,有报道,有10%的艾迪森病患者在出现肾上腺功能障碍以前14年就出现卵巢早

衰。此外,全身性红斑狼疮、类风湿关节炎、重症肌无力、恶性贫血、桥本甲状腺炎、特发性血小板减少性紫癜等自身免疫性疾病由于全身免疫功能紊乱,殃及卵巢,而常伴发卵巢早衰。亦可能卵巢自身免疫功能亢进,自身组织作为一种抗原而产生的抗体,能识别卵巢构成的某一或某些成分,通过抗原抗体反应损毁卵巢。

(五)促性腺激素作用障碍

可能是由于FSH缺乏生物活性或FSH与受体结合障碍,受体变异或受体结合后作用障碍,将会导致卵巢早衰或发生原发性闭经。

(六)先天性酶缺乏

半乳糖-1-磷酸酶尿苷转移酶缺乏可引起半乳糖血症,半乳糖血症与POF发生有关。半乳糖可以直接损害卵母细胞,其代谢产物又可对卵巢实质产生损害,半乳糖分子的渗入还可改变促性腺激素的活性,从而引起卵巢卵泡的过早耗竭。另外,芳香化酶、17-羟化酶、17～20碳链裂解酶缺乏及肌紧张营养不良也与POF有关。此类患者性激素水平低下,促性腺激素反馈性增高,使卵巢内卵泡闭锁速度加快,出现POF。

(七)未发现任何发病原因

这种情况称特发性卵巢早衰。

二、临床表现

卵巢早衰的临床典型表现为:过早绝经,高促性腺激素,低雌激素血症。

(1)在40岁以前,出现月经稀发、经期缩短、经量减少、渐至闭经,但大多数患者并无发病前的月经病史,常月经规律正常,或停服避孕药后而突然闭经。

(2)不孕,以继发性多见。部分患者因为1次或数次自然或人工流产后出现闭经而就诊。

(3)闭经前已有更年期综合征症状,如潮红,烘热、出汗、情绪改变、感觉异常、失眠、记忆力减退等。有的患者除闭经及上述血管舒缩症状外,还可出现老年性阴道炎、生殖器官萎缩等体征,有的还有尿频、排尿困难。

(4)伴有其他自身免疫性疾病的临床表现,如桥本甲状腺炎、重症肌无力、全身性红斑狼疮等相应症状与体征。

(5)激素变化,如血中FSH和LH浓度持续在40U/L以上。性激素水平下降,E_2低于55pmol/L(15pg/mL),甲状腺和肾上腺皮质功能正常。

(6)B型超声检查显示,子宫小,卵巢小于生育期女性,无卵泡存在或卵泡数目很少,直径在10mm以内,连续监测未见成熟卵泡发育。

(7)基础体温单相,宫颈黏液Insler评分低,阴道脱落细胞学检查示雌激素水平低落。

三、诊断

凡怀疑卵巢早衰患者应做如下检查。

(1)染色体核型分析,因有些染色体畸变与卵巢早衰的发病有密切关系。

(2)除细致询问病史及体检外,应进行血T_3、T_4及TSH浓度测定,空腹血糖浓度测定、抗核抗体,类风湿因子、血沉及免疫球蛋白测定。

(3)CT或磁共振扫描排除垂体病变。

(4)腹腔镜下性腺活组织检查,明确诊断。

四、治疗

卵巢早衰的治疗原则包括祛除病因,治疗原发病或伴随疾病,恢复卵巢功能,正确补充性激素,防治卵巢激素缺乏引起的继发性健康损害,辅助患者实现生育等。目前常用的治疗方法如下。

(一)激素替代治疗

采用雌、孕激素人工周期治疗,从而可使子宫内膜发育,有月经,缓解低雌激素带来的一系列绝经后症状,防止骨质丢失。注射用结合雌雄激素0.625mg/d,足够保持骨密度,但对于较年轻患者,为控制血管舒缩症状及阴道上皮充分的雌激素化,可用1.25mg/d剂量,持续21天;后10天,加服甲羟黄体酮5~10mg/d,75%患者可出现撤药性流血,类似月经,对患者亦是一种精神鼓励。卵巢早衰仍有自然缓解、排卵的可能,常在雄、孕激素人工周期停药后发生妊娠。据文献报道,在激素替代治疗4~5个月后,约有20%患者恢复排卵而妊娠。可是无法预测是否能恢复排卵。有的患者不愿出现撤药性流血,则可持续服用普瑞玛琳0.625mg/d加甲羟黄体酮2.5mg/d。

(二)丹那唑治疗

有文献报道,通过丹那唑免疫调节及抑制促性腺激素的药理作用可改善卵巢早衰患者的卵泡功能及提高排卵率。服法:丹那唑400mg,2次/天,持续服用4个月,共2个疗程,每疗程间隔2个月,为无治疗期,患者中曾接受雌孕激素替代疗法、hMG等治疗均无效果。据统计,完成2个疗程者中65%(30/46)出现卵泡功能,21.7%(10/46)有排卵。停药不少于2个月,促性腺激素上皮仍高者,则需进行另一种治疗。

(三)联合用药

常用GnRH-a长、短周期联合hMG及hCG方案诱导排卵,治疗不孕。

(四)赠卵治疗

利用赠卵,体外受精胚胎移植技术为卵巢早衰患者提供有效的治疗途径,带来较高的妊娠率。

(五)自身免疫抗体阳性者

应给予糖皮质激素治疗,部分患者治疗期间或治疗后,血FSH正常,E_2升高,卵泡发育,获得妊娠。常用药物为泼尼松5mg/d或地塞米松0.75mg/d,抗心磷脂抗体阳性者,可应用阿司匹林100~400mg/d。

(六)卵巢组织冻存植入

近年来,许多报道称,用卵巢组织冻存法(OTCP)将成熟的卵母细胞或未成熟的卵细胞、始基细胞冷冻保存后,再解冻、移植入受试者体内,可使POF患者,尤其是进行放疗、化疗患者的卵巢功能得到有效保护,甚至恢复其受孕能力。其中,卵巢中活性组织(包括卵巢皮质层中的成熟卵细胞、未成熟的卵细胞和始基细胞)的移植技术效果较好。但OTCP还有技术上的难点,如:如何将冻融对卵细胞的损伤降到最小,如何使体外培养体系达到能令未成熟的卵细胞、始基卵泡发育成熟,并最终能得以受精、妊娠。有人认为这项技术虽然在动物实验中屡获成功,但对人类来说仍不乐观。因为卵子冻伤、溶解的技术问题及移植组织的缺血灌注损伤问题还未得到完全解决。

第四章

阴道炎性疾病

第一节　阿米巴性阴道炎

阿米巴性阴道炎在临床上较少见，往往继发于肠道阿米巴感染。由于患者粪便中有阿米巴滋养体排出，可以通过直接接触方式传播至外阴及阴道。这种感染方式多发生于机体抵抗力低下，外阴阴道有损伤者。在这种情况下，阿米巴滋养体才得以侵入皮肤或黏膜组织，因而引致阿米巴性外阴阴道炎。

一、临床表现

主要症状为阴道排出物为血性浆液性或黏液性脓性分泌物，有腥臭味，常伴有外阴及阴道疼痛、性交痛。检查见外阴、阴道至宫颈上可见典型的溃疡，其边缘不整齐，显著突起，溃疡表面覆以污秽的黄棕色坏死物，易出血。个别由于结缔组织反应严重，可呈现肿瘤样增生。

二、诊断

（一）刮片检查

阴道分泌物刮片检查中找到阿米巴原虫的滋养体即可诊断。

（二）培养法

滋养体在体外很易死亡，冬天尚需保温。对刮片找不到滋养体者可做培养。

（三）活组织检查

难以确诊时可作病变活组织病理检查。

三、治疗

由于阿米巴性阴道炎为继发性感染,故必须治疗原发性病灶——肠道或肝脏阿米巴病。

(一)依米丁

本品又称依米门,能干扰阿米巴的分裂与繁殖,故能杀灭机体中的阿米巴滋养体;因治疗浓度对包囊无杀灭作用,故不能消灭其传播感染能力。本品口服后引起恶心、呕吐,故一般采用深部肌内注射。本品有毒性,排泄缓慢,易积蓄中毒,不宜长期连续使用。本品对人的致死量为10～20mg/kg。老年体弱者、妊娠女性、婴儿、即将手术患者、重症心脏病、严重贫血、肝肾功能明显减退者均禁用。

用法:治疗全身性阿米巴病者,1mg/(kg·d),最大剂量不超过60mg/d,分2次作肌内注射,连用6天为一疗程。30天后可做第二疗程。

(二)氯喹

本品对肠道外阿米巴包囊有杀灭作用,故在用依米丁治疗时可同时口服本品。本品服后有食欲减退、恶心、呕吐及腹泻等反应,少数人可出现脱毛、毛发变白、皮肤瘙痒、剥脱性皮炎、头昏、耳鸣及怠倦等情况,偶有发生心律失常,严重者可发生急性心源性脑缺氧综合征(Adams-Stokes综合征)。

用法:磷酸氯喹,500～600mg/天,分2次服,2天后改为250～300mg/天,2～3周为一疗程。

(三)卡巴肿

能杀灭阿米巴滋养体。用药后偶有恶心、呕吐、腹泻或皮疹等反应。肝肾功能减退或对砷剂敏感者禁用。

用法:200～400毫克/次,每晚或隔晚置于阴道内,7天为一疗程。如有肠道阿米巴感染者,可同时口服,200～250毫克/次,2次/天,10天为一疗程。

(四)甲硝唑

本品对组织内阿米巴原虫有杀灭作用,毒性小,疗效高,口服方便。本品口服吸收后,有效血浓度可维持12小时,70%药物以原形由尿排出,亦可由阴道分泌液中排出。

用法:口服400毫克/次,3次/天,7天为一疗程。也可用本品片剂或栓剂每晚200mg置入阴道内,7天为一疗程。

(五)替硝唑

本品为抗阿米巴药。服药后会发生一时性白细胞减少。

用法：口服500毫克/次,4次/天,3天为一疗程。

（六）奥硝唑

本品又称氯醇硝唑,对肠内及肠外阿米巴痢疾均有效。妊娠期及有神经系统器质性疾病者禁用。

用法：口服500毫克/次,4次/天,3天为一疗程。

（七）二氯尼特

本品能直接杀灭阿米巴原虫,对肠内外阿米巴病均有效。本品可与依米丁或氯喹合用。

用法：口服500毫克/次,3次/天,10天为一疗程。

（八）白头翁

中药,有抑制阿米巴原虫生长繁殖的作用。

用法：15～30克/次,水煎,1剂/天,分2～3次饭后服,连服4～7天。也可用煎剂冲洗阴道,1次/天,10天为一疗程。

（九）鸦胆子

中药,有抗阿米巴原虫作用。

用法：口服10～15粒/次,3次/天,7天为一疗程。也可用煎剂冲洗阴道,1次/天,7～10天为一疗程。也可将粒仁2～4粒捣烂后置入阴道,1次/天,7～10天为一疗程。

第二节　念珠菌性阴道炎

阴道念珠菌感染80%～90%是由白色念珠菌引起,其余是别种念珠菌和拟酵母菌属。一般认为10%～20%正常女性阴道中能找到白色念珠菌,而妊娠女性则高达40%。

本病诱因包括妊娠、抗生素治疗、糖尿病、免疫抑制状态、口服避孕药及穿不透气类衣服如尼龙内裤等。

一、临床表现

主要为外阴瘙痒,严重时患者往往难忍而抓破外阴皮肤。由于外阴皮肤损伤引起性交疼痛及小便时灼热感。阴道分泌物为典型白色干酪样。分泌物涂片经氢氧化钾处理后呈现菌丝体。

有报道对1004名女性阴道分泌物检查,发现10.4%为白色念珠菌阳性,其中口服避孕药者6.8%阳性,而子宫内置避孕器者13.0%阳性,说明后者更容易感染本病。

二、诊断

检查时可见阴道黏膜被白色膜状豆腐渣样分泌物覆盖。擦除后黏膜面红肿,或为表浅溃疡的糜烂面。

三、治疗

及时了解存在的诱因并将其消除,如停服广谱抗生素或雌激素等。合并有糖尿病时要同时积极予以治疗,要换穿棉质内裤。患者的毛巾、内裤等衣物要隔离洗涤,用开水烫。以免本病传播。

由于念珠菌在pH值为5.5~6.5的环境中最适于繁殖,因此,可改变阴道酸碱度造成不利于念珠菌生长的环境。方法是用碱性溶液如2%~4%碳酸氢钠溶液冲洗阴道,2次/天,10天为一疗程。以碱性溶液冲洗阴道,洗净后,可选用下列药物。

(一)龙胆紫(又称甲紫)水溶液

本法较古老而又简单易行。方法是用棉棒浸上0.25%~1%龙胆紫溶液,在阴道窥镜帮助下涂于整个阴道,包括穹隆部及宫颈的黏膜、阴蒂及小阴唇内侧。2~3次/周,2~3周为一疗程。

(二)制霉菌素

本药为黄色结晶粉末,不稳定,难溶于水,1964年开始临床应用。本药抑菌的最低浓度为1.56~3.12μg/mL。传统用法是10万IU,制霉菌素作栓剂或乳剂置阴道深部,也有用粉剂或片剂者,置入阴道,2次/天,10~14天为一疗程。制霉菌素低浓度有抑菌作用,其高浓度有杀菌作用。据统计治愈率达80%~90%。

由于本药要每日阴道用药2次,加上疗程长,患者不易坚持。不少患者在症状消失时即停止用药,因此很快便又复发。治疗的关键是足够的药物剂量。婴幼儿霉菌性外阴阴道炎时,可用2%苏打水冲洗外阴阴道后,局部用制霉菌素冷霜(冷霜10g内含制霉菌素50万IU、薄荷0.2g拌匀),3次/天,插入阴道深处及涂布外阴,连用2周。

怀疑由肠道念珠菌蔓延而致病者,应口服制霉菌素片剂,每次50~100万IU,3次/天,7~10天为一疗程,以消灭自身的感染源。

(三)曲古霉素

本药为淡黄色结晶或粉末,不溶于水,易溶于碱性水溶液。本品抗菌作用较制霉菌素强。对滴虫、阿米巴和梅毒螺旋体也有效。本品的阴道制剂有:栓剂,(5~10)万IU一片;软膏,每克含15万IU;泡腾片,每片含10万IU。每日1次,用法为每晚置入阴道,10天为一疗程。本药配制后应在短期内使用。

(四)克念菌素

本品是国内由球孢放线菌的一种变种培养液中提取的,为黄色粉末,不溶于水。本品对念珠菌作用较制霉菌素强或相似。最低抑菌浓度为(0.065～0.2)μg/mL。本品的阴道制剂有栓剂(5mg)和软膏。两种制剂同时分别用于阴道及外阴,2次/天,7～14天后,改为每晚1次,2～3周为一疗程。

(五)咪唑类药物

包括有克霉唑、益康唑或酮康唑等。

1.克霉唑

本品又称三苯甲咪唑,是最早用于治疗外阴念珠菌病的咪唑类药。本品为强力抗真菌制剂,疗程较短,效果较制霉菌素更佳,临床治愈率多达85%～95%。

克霉唑阴道片每片含100～200mg,临床上用100mg,每晚一次,7天为一疗程;或200mg,每晚一次,3天为一疗程。亦有用1%克霉唑油膏,每晚涂于阴道黏膜上,7次为一疗程。油膏亦可涂在外阴及尿道口周围,以减轻瘙痒症状及小便疼痛。

学者们曾对单次阴道用克霉唑500mg,与上述治疗方案的疗效进行比较,结果大致相似。有报道115例患者,其中50例用500mg单剂阴道给药;其余的每晚1次阴道给药100mg,共3天;5～10天检查阴道涂片,前者阴性者为77%,后者为89%;第27天检查,则前者阴性者为65%,后者为74%,经统计学处理后无明显差异。另有报道199例患者,其中102例为一次阴道给药克霉唑500mg;其余的每晚1次阴道给药100mg,共6天;4周后检查治愈率,前者为82.4%,后者为84.5%,两组无统计学差异。

2.益康唑

本品又称氯苯甲氧咪唑,是欧洲首先应用的咪唑制剂,是咪唑类药中抗菌谱较广的,对深部或浅部真菌均有效。本品可作用于细胞膜,改变细胞渗透性,使药物进入细胞内抑制核酸的合成,并使细胞膜形成受阻,最终使整个细胞溶解。制剂为阴道栓剂50mg或150mg,阴道霜剂含量为1%,连续3天应用,痊愈率达84.2%。

我国于1979年开始生产本药并应用于临床。阴道栓剂,150mg/粒,每晚1粒,3天为一疗程;50mg/粒,每晚1粒,15天为一疗程。阴道酊剂,0.01g/mL,2～3次/天涂患处。阴道霜剂,每克含本药0.01g,2～3次/天,5克/次,置入阴道。此外,还有粉剂,每克含本药0.01g。

3.酮康唑

本品又称酮哌噁咪唑,是一种新型口服吸收的抗真菌药,为咪唑衍生物。每片含200mg,1次/天,口服,5~6天为一疗程,也可每日口服2次,5天为一疗程。疗效与克霉唑或益康唑阴道用药相近。儿童用量:1~4岁,50mg/d;5~12岁,100mg/d。

对于复发性念珠菌性阴道炎患者,有人主张用口服酮康唑来治疗。国外有人曾对100例复发性念珠菌性阴道炎患者每日给予本品400mg,14天为一疗程,患者全部痊愈;但3个月内半数患者复发;一部分患者在此3个月内于每次月经来潮第一天开始口服400mg,连续3天,这些患者的复发率低,但一旦停止这种维持疗法,复发率又升高。因此,认为维持疗法对预防有效,但不能彻底治愈本病,并要进一步研究更好的方法及维持治疗的时效。

酮康唑对肝有毒性,因此患者用药前必须检查肝功能,医务人员亦要同患者说明用药的危险性。妊娠期及哺乳期女性不宜服用酮康唑。

(六)中药一般为外用药

1.冰硼散

将冰片与硼酸粉等份,用甘油混合,阴道局部涂抹,早、晚各一次。对新感染病例效果良好。

2.加味苦参煎剂

苦参、生百部、蛇床子、木槿皮、土茯苓、鹤虱、白鲜皮、虎杖各30g,黄檗、花椒、地肤子、胆草、明矾、五倍子各20g,加水3000mL,煮沸10~15分钟,过滤后熏洗坐浴。据报道,用此法治疗患者180例,治愈143例,好转29例。

3.清热利湿杀虫方

金银花、紫草、苦参、黄柏各30g,加水煎成含药量20%溶液,然后将明矾、雄黄、冰片各3g研成粉末加入即成。用此药涂阴道,1次/天,治疗患者52例,果治愈49例,治愈率达94%。另一法是取金银花、紫草、苦参、黄檗、明矾、雄黄、冰片7药,将前4种药与后3种药按10:1之比研末过筛后撒布阴道,1次/天,治疗20例,结果治愈18例,治愈率达90%。

4.青黛散

青黛、黄连、芒硝各9g,冰片1.5g,上述4药以香油调匀后涂于外阴及阴道,1次/天,10天为一疗程。此法对改善症状效果显著。

(七)顽固或反复发作的念珠菌性阴道炎的治疗

复发原因之一是性交传播。据报道,有症状者,其男性配偶10%有尿道炎。再感染者部分来自直肠念珠菌病。具体处理措施如下施。

（1）对持续有症状者不必延长疗程，对这类患者应用克霉唑或益康唑效果比应用制霉菌素更优。有些患者对药物的敏感性可能与其赋形剂有关，因此，对在治疗过程中症状有发展的患者，应用的药物应含有不同的赋形剂。

（2）在应用克霉唑或益康唑阴道给药时，应同时用该药的油膏外涂外阴部，以减轻瘙痒症状。月经期间不能中断治疗。治疗期间禁止性交。

（3）治疗一个疗程后，在6个月内，每次月经前都要用阴道栓剂，每晚1次，共3天。

（4）停服口服避孕药。

（5）这类患者在接受广谱抗生素治疗期间，每日应同时用抗念珠菌药油膏涂抹阴道，以防复发。

（6）配偶要同时治疗，可用抗念珠菌药油膏局部涂用。

（7）口服制霉菌或酮康唑，以降低有直肠感染患者大便中念珠菌的浓度。但效果不肯定。

第三节　滴虫性阴道炎

滴虫性阴道炎是性传播病，由原虫类中的阴道毛滴虫引起。侵害人体的其他两种毛滴虫是侵犯口腔的口腔毛滴虫和侵犯肠道的人毛滴虫。

阴道毛滴虫为厌氧性可活动的原虫，梨形，全长15~20μm，较多核，白细胞稍大。不同种系的滴虫其大小亦不同，较大种系者侵犯人体多无症状，而体积较小种系者侵犯人体则引起更明显的临床症状。虫体前端有四根鞭毛，体部有波动膜，体内有一个大核，后端有突出轴柱。在pH值5.5~6.0的环境中生长繁殖迅速。

阴道毛滴虫生命力强，有观察指出，可在尿中存活24小时，在厕板上存活45分钟，在患者湿衣物中存活24小时，在精液中存活6小时。

一、临床表现

60%以上患者主诉有异常阴道分泌物，为稀薄泡沫状，当混合有其他细菌感染时分泌物呈脓性。患者诉阴道分泌物有异常臭味，10%患者诉外阴及阴道口瘙痒，有时伴性交疼痛，20%患者诉尿频、尿痛。阴道感染时往往累及附近组织。

有报道在387例有症状患者中，从阴道培养出阴道毛滴虫者为98%，从尿道旁腺培养出阴道毛滴中者为98%，从尿道培养出阴道毛滴中者为83%，从宫颈管内培养出阴道毛滴中者为13%。

二、诊断

（1）阴道分泌物使用生理盐水悬滴法镜下找滴虫。

（2）疑有滴虫性阴道炎，多次悬滴法未能发现滴虫时，可取阴道分泌物做滴虫培养。

三、鉴别诊断

（一）霉菌性阴道炎

白带多、外阴瘙痒的症状与滴虫性阴道炎极相似。但本病白带多呈凝乳或豆渣样，不带泡沫，阴道黏膜附有白色膜状物，其下黏膜有红肿、糜烂。阴道分泌物检查可确诊。

（二）非特异性阴道炎

白带增多及外阴轻度瘙痒，应与滴虫性阴道炎鉴别。本病白带多呈灰白色，薄而均质，气味异常。阴道黏膜充血不明显。阴道分泌物涂片可确诊。

（三）阴道嗜血杆菌性阴道炎

与滴虫性阴道炎相似，皆以白带增多为主要症状。但本病白带多有鱼腥样气味，灰白色无泡沫。阴道分泌物涂片可找到线索细胞，加入10%氢氧化钾有鱼腥样气味，分泌物进行细菌培养可证实。

（四）阿米巴性阴道炎

白带增多需与滴虫性阴道炎区别。本病患者之前可能患有肠道阿米巴病。

白带多但以浆液性或黄色黏液脓性为主。阴道检查可见典型溃疡、边界不整且覆棕色坏死物。阴道分泌物经涂片或培养，能找到阿米巴滋养体。

（五）老年性阴道炎

与滴虫性阴道炎不同的是，本病多见于绝经期后，阴道壁呈老年样，黏膜薄、皱褶少、弹性差、易出血，不时有溃疡或粘连。分泌物检查可见大量脓细胞。

（六）阴道蛲虫感染

本病主要表现为阴部奇痒，包括肛门周围。阴道分泌物多，涂片检查可见蛲虫卵。

（七）婴幼儿外阴阴道炎

本病特点为外阴、阴道奇痒，病儿哭闹不安，阴道有脓性分泌物流出。检查阴道前庭充血，阴蒂红肿，分泌物经涂片或培养，可找到病原体。

四、治疗

(一)甲硝唑

传统用法为口服200毫克/次,3次/天,7天为一疗程。目前多主张口服2克/次,两种方案的治愈率相近。单剂治疗的好处是总药量较少,患者容易接受。

本药通过胃肠道吸收,在肝内代谢。副作用为胃肠反应,如恶心、呕吐等,少数患者有皮疹或白细胞减少等现象,一旦发现应立即停药。患者用药期间及用药后24小时内不能饮用含酒精饮料。药物半衰期为8小时,苯巴比妥及苯妥英可使其半衰期缩短50%,从而导致治疗失败。血清锌水平低亦会使治疗失败。有报道称,1例患者用本药后,第11天发生急性暂时性近视,停药后4天视力恢复正常;5周后再次使用本药时,亦再次发生急性近视。

目前许多医师赞成用本药2g,一次内服法治疗,并在这方面做了不少研究。有学者研究发现甲硝唑浓度在1μg/mL以下时,66种滴虫在3天内几乎全被杀死,也有学者发现甲硝唑浓度为2.5μg/mL时,可于24小时内杀死99%培养中的阴道滴虫,而常规口服200毫克/次,3次/天,7天一疗程后,血中药物浓度达4~5μg/mL。因此,学者们认为目前常规的口服7天法药物过量。国外有学者报道,口服2g甲硝唑后,经化学鉴定,1小时达血中最高浓度,72小时后消失;生物鉴定,2小时达血中最高浓度,48小时后消失。据此,目前国外不少医师推荐口服,2克/次的疗法。

也有人主张用5天疗法,方法是400~500毫克/次,2次/天,共5天;也有人建议用10天疗法,方法是200~250毫克/次,3次/天,共10天。在实践中,应视患者对药物的反应及能否坚持完成疗程来选择具体疗法。应注意的是,疗程时间短,患者易于接受并能坚持完成,但因剂量大,可出现药物反应,因此,选用一次剂量疗法一定要慎重。

甲硝唑为诱变剂,虽然其对人类的致畸作用尚未定论,但药物可通过胎盘到达胎儿血液循环,故妊娠期间应慎重用药。有人建议妊娠后的前16周禁止口服本药,但可阴道用药;妊娠16周后,可每次口服用药200~400mg,2~3次/天,共7天为一疗程。哺乳期亦不宜服用,因为药物能通过乳腺分泌。

新生儿用药可为50毫克/次,2次/天,共4~5天。婴幼儿则以80mg/kg的剂量分4天服用。患者的配偶亦需同时治疗,因为长期感染会导致尿道狭窄,男性滴虫性尿道炎有时会发展为附睾炎或前列腺炎。男性可用口服2克/次的方法治疗。

需要补充的是,在动物实验中发现甲硝唑对一些啮齿动物有致癌作用,但未在人类证实其致癌性。

（二）克霉唑

克霉唑对滴虫有杀伤作用。妊娠早期滴虫性阴道炎可考虑用本药,每晚1次,100毫克/次,放入阴道内,7天为一疗程。如仍有症状,则于妊娠中期或晚期再服用甲硝唑。

（三）对甲硝唑有抗药性的患者

对甲硝唑有抗药性的患者可用甲苯达唑,2次/天,100毫克/次,连服3天;或口服呋喃唑酮,3次/天,100毫克/次。有学者研究发现,一例31岁的患者长期大量口服及阴道同时用甲硝唑治疗未见效,后因采用壬苯聚醇-9避孕,意外地令滴虫感染消失。

（四）阴道局部用药

阴道用药症状缓解较快,但往往不能彻底消灭滴虫,停药后容易复发。一般先用0.5%醋酸或1%乳酸溶液冲洗阴道,每晚1次,洗净抹干后上药,上药可用乙酰胂胺(每片含乙酰胂胺250mg及硼酸30mg)或卡巴胂(每片含100mg或200mg),每晚1次每次1片,深置入阴道顶端,10天为一疗程。也可用甲硝唑与卡巴胂各200mg,加曲古霉素10万IU制成的栓剂,深置入阴道,每晚1次,10天为一疗程。也可用卡巴胂、硼酸及葡萄糖粉各1g,混匀后撒布于阴道黏膜上,1次/天,3～5天为一疗程。

（五）无症状的患者

无症状的患者也要治疗,以免传染他人。

（六）患者于治疗后滴虫检查阴性者

尚应于下次月经干净后再作一疗程治疗,巩固疗效。月经干净后阴道pH值偏碱性,利于滴虫生长。因此,本病往往在月经干净后复发。治疗至滴虫检查转阴性后,还需连续3个月于每次月经干净后复查阴道分泌物,3次均为阴性,才能称为治愈。

第四节　老年性阴道炎

阴道结构与雌激素关系密切。老年期由于卵巢功能衰竭,雌激素减少,生殖器官开始萎缩。阴道黏膜变薄,皱褶消失,局部抵抗力减弱。阴道壁的弹性组织减少,致使阴道口豁开,阴道前后壁亦因松弛而膨出。这些因素使阴道易受损伤。性交或阴道冲洗也能造成阴道创伤。子宫颈炎、子宫内膜炎或盆腔炎时排出的分泌物刺激阴道黏膜产生炎症,若局部细菌生长则引起感染。

一、临床表现

阴道分泌物量多,呈水样。当有继发性感染时,视病原菌不同,阴道分泌物可呈脓性、泡沫状或带血。患者有下腹坠胀不适及阴道灼热感,外阴及阴道瘙痒。当炎症累及尿道口周围黏膜时,患者会出现尿频、尿痛。

检查时可见阴道壁发红及不同程度的水肿,间有点状出血。严重时阴道形成溃疡。

慢性浅表溃疡如长期不治疗可引致阴道闭锁,闭锁段上端阴道分泌物排泄不出可潴留继发感染形成积脓;有时长期刺激可使阴道黏膜下结缔组织纤维化形成瘢痕,致使阴道狭窄。

二、诊断

患者年龄大、绝经,加上临床症状及检查所见,一般不难诊断。但必须与真菌性或滴虫性阴道炎相鉴别。阴道细胞学检查可反映雌激素水平,有助诊断。年老者必须注意排除子宫体或子宫颈恶性变。

三、治疗

注意外阴清洁,保持干燥。分泌物多时可用1%乳酸或1:5000高锰酸钾坐浴或冲洗阴道,擦干后可撒制霉菌素粉剂。严重病例可考虑用雌激素。

雌激素制剂一般可用0.25～0.5mg己烯雌酚栓剂,或0.1%己烯雌酚软膏涂阴道壁。阴道用药较安全,副作用少。有人主张对顽固病例可考虑给予口服己烯雌酚0.125～0.25mg,每晚1次,10天为一疗程。口服或阴道雌激素制剂前,要做乳房检查,排除乳腺肿块;做阴道检查,排除子宫内膜恶性变;肝功能异常者亦不宜用雌激素类药物。

第五节　细菌性阴道病

对非由念珠菌、滴虫或淋病双球菌引起的阴道炎,过去统称为非特异性阴道炎。

1955年,有研究从非特异性阴道炎患者分泌物中分离出一种革兰阴性菌,称之为阴道嗜血杆菌。1980年,为了纪念加德纳,阴道嗜血杆菌改称为加德纳阴道杆菌。1983年开始,有文献开始将非特异性阴道炎改称为细菌性阴道病。大多数学者认为,细菌性阴道病是加德纳阴道杆菌与厌氧菌间协同作用,使阴道的生态环境改变所致。从40%～68%无症状而性生活活跃者的阴道分泌物中可分离出加德纳阴道杆菌。加德纳阴道杆菌由性接触传染,女方患细菌性阴道病者,其性伴侣80%～90%可从尿道中培养出此菌。

本病是生育期女性最常见的阴道感染性疾病。有统计在性传播疾病门诊的发生率为33%～64%。本病可引致多种妇产科并发症，如盆腔炎、子宫切除术后感染、绒毛膜炎、羊水感染、早产、胎膜早破及产后子宫内膜炎等。有学者报道当细菌性阴道炎作为单一危险因素时，发生早产的相对危险度为正常对照者的2.6倍；而细菌性阴道炎与其他感染性疾病一起作为危险因素，发生早产的相对危险度高达6倍。还有学者调查790例妊娠女性，确诊为细菌性阴道病者，其提早宫缩、早产和胎膜早破发生率的危险度分别增加2.6、6.9和7.3倍。因此本病目前正逐渐受到妇产科医师的重视。

寄生于健康女性阴道中的细菌有革兰阳性需氧菌，如棒状杆菌、乳酸杆菌、肠球菌、非溶血性链球菌及表皮葡萄球菌；革兰阴性需氧菌，如大肠杆菌和加德纳阴道杆菌。这些细菌互相制约，又受到阴道内环境的影响，阴道内环境包括阴道黏膜上皮、来自阴道壁渗出液、宫颈黏液、宫腔与腹腔的液体等的阴道液，阴道内酸碱度等。影响阴道内环境的因素包括：①月经周期的性激素变化；②使用避孕工具或药物；③性生活中精液改变阴道液成分；④性传播疾病的致病源；⑤药物，如皮质激素、广谱抗生素及免疫抑制剂等。

一、临床表现

大多数患者可无症状。有症状时主要表现为阴道分泌物及臭味，有时阴道分泌物多到要用外阴垫或阴道塞子，以防污染内裤。在月经刚净时或性交后，阴道分泌物的臭味特别明显。13%患者有外阴瘙痒。

阴道检查时可见阴道口有分泌物流出，分泌物透明并黏着于阴道壁。10%患者的分泌物呈泡沫状。阴道分泌物pH值5.0～5.5。外观检查外阴及阴道无炎症。

二、诊断

(一)辅助检查

1.阴道分泌物pH检测

pH值＞4.5，常为5.0～6.0。

2.胺反应试验

将阴道分泌物放在10%氢氧化钾溶液试管内或将阴道分泌物与10%氢氧化钾溶液放在载玻片上混合，可引出难闻味或鱼腥味。

3.阴道分泌物显微镜检查

见线索细胞、白细胞、乳酸杆菌类、背景细菌、Molbiuncus菌或阴道病原体(滴虫、酵母菌芽孢或假菌丝)，本病以需氧菌和厌氧菌明显异常为特征，乳酸杆菌量减少。

（二）诊断要点

1.薄的或水样,不黏附阴道的分泌物。

2.阴道pH值>4.5。

3.阴道分泌物加10%氢氧化钾溶液后有鱼腥臭味。

4.阴道分泌物盐水湿标本中可见线索细胞。

三、治疗

（一）甲硝唑

又称甲硝唑,是最有效的首选药物。一般用量为500毫克/次,2次/天,7天为一疗程。连续3个疗程效果最好。也有人采用400毫克/次,2～3次/天,5～7天为一疗程或500毫克/次,2～3次/天,5～7天为一疗程的疗法,治愈率82%～99%不等。有人曾对患者单次服2g进行观察,其中413例只单服2克/次;193例剂量为2g/d,共2天;317例2g/d,共5天;280例剂量为2g/d,共7天;其治愈率分别为85%、87%、86%及87%,无明显区别。甲硝唑200毫克/次或0.75%胶冻置入阴道内,1次/天,7天为一疗程。还有人主张用24小时缓释阴道栓剂,但此法有待进一步观察。

（二）克林霉素

这是目前公认另一有效药物,适用于妊娠女性,用法:口服300毫克/次,2次/天,连服7天。有效率94%,甲硝唑为96%,另有分析近期治愈率为93.5%,远期治愈率为89.7%。副作用有腹泻、皮疹及阴道刺激症状,但均不严重,不必停药。阴道内置入克林霉素0.1%、1%或2%油膏剂,以2%效果最佳。

（三）匹氨西林

700毫克/次,2次/天,6～7天为一疗程。有报道指出本药可作为甲硝唑的替代治疗。有人曾对289例患者分别用本药及甲硝唑治疗,本药有效率为54%,甲硝唑为69%。另有人用这两种药各治疗86例患者进行观察,本药治愈率为43%,甲硝唑为64%。

（四）氨苄西林

500毫克/次,每6小时一次,5～7天为一疗程。

有研究曾对几种治疗方案进行比较,氨苄西林的治愈率为58%,甲硝唑为97%。在患者进行治疗的同时,其配偶是否也要进行治疗,目前尚有争论,大多数学者认为不必治疗,对无症状的携带者可不必治疗。

由于本症本身为良性,而且考虑到甲硝唑的副作用,因此,无症状患者不一定要治疗。有症状患者或妊娠期可口服氨苄西林,不要服甲硝唑。

第五章

宫颈炎症

第一节　急性子宫颈炎

急性子宫颈炎多见于不洁性交后，产后、剖宫产后引起的宫颈损伤，人工流产术时，一些宫颈手术时扩张宫颈的损伤或穿孔，以及诊断性刮宫时宫颈或宫体的损伤等，病原体进入损伤部位而发生的感染，如产褥感染，感染性流产等。此外，医务人员不慎在产道内遗留纱布，以及不适当的使用高浓度的酸性或碱性药液冲洗阴道等均可引起急性子宫颈炎。

一、病原体

最常见的病原体为淋球菌及沙眼衣原体，淋球菌感染时45%～60%的患者常合并沙眼衣原体感染，其次为一般化脓菌，如葡萄球菌链球菌、大肠杆菌，以及滴虫、念珠菌、阿米巴原虫等。淋球菌及沙眼衣原体可累及子宫颈黏膜的腺体，沿黏膜表面扩散的浅层感染。其他病原体与淋球菌不同，侵入宫颈较深，可通过淋巴管引起急性盆腔结缔组织炎，致病情严重。

二、病理

急性宫颈炎的病理变化可见宫颈红肿，颈管黏膜水肿，组织学表现可见血管充血，子宫颈黏膜及黏膜下组织、腺体周围见大量中性粒细胞浸润，腺腔内见脓性分泌物，分泌物可由子宫口流出。

三、临床表现

淋菌性宫颈炎和沙眼衣原体性宫颈炎主要侵犯宫颈管内黏膜腺体的柱状上皮，如直接向上蔓延则可导致上生殖道黏膜感染。一般化脓菌侵入宫颈组织较深，并可沿两侧宫颈淋巴管向上蔓延导致盆腔结缔组织炎。淋菌性或一般化脓菌性宫颈炎表现为脓性或脓血性白带增多，下腹坠痛、腰背痛、性交疼痛和尿路刺激症状，体温可轻微升高。如感染沿宫颈淋巴管向周围扩散，则可引起宫颈上皮脱落，甚至形成溃疡。本病常与阴道炎症同时发生，也可同时发生急性子宫内膜炎。

妇科检查见宫颈充血、红肿，颈管黏膜水肿，宫颈黏膜外翻，宫颈触痛，脓性分泌物从宫颈管内流出，特别是淋菌性宫颈炎时，尿道、尿道旁腺、前庭大腺亦可同时感染且有脓液排出。沙眼衣原体性宫颈炎则症状不典型或无症状，有症状者表现为宫颈分泌物增多，点滴状出血或尿路刺激症状，妇科检查宫颈口可见黏液脓性分泌物。

四、诊断

根据病史、症状及妇科检查，诊断急性宫颈炎并不困难，关键是确定病原体。疑为淋球菌感染时，应取宫颈管内分泌物做涂片检查（敏感性50%～70%）或细菌培养（敏感性80%～90%），对培养可疑的菌落，可采用单克隆抗体免疫荧光法检测。检测沙眼衣原体感染时，可取宫颈管分泌物涂片染色找细胞质内包涵体，但敏感性不高，培养法技术要求高，费时长，难以推广，目前推荐的方法是直接免疫荧光法（DFA）或酶免疫法（EIA），敏感性在89%～98%。诊断时要考虑是否合并急性子宫内膜炎和盆腔炎。

五、治疗

以全身治疗为主，抗生素选择、给药途径、剂量和疗程则根据病原体和病情严重程度决定。目前，淋菌性宫颈炎推荐的首选药物为头孢曲松，备用药物有大观霉素、青霉素、氧氟沙星、左氧氟沙星、依诺沙星等，治疗时需同时加服多西环素。沙眼衣原体性宫颈炎推荐的首选药物为阿奇霉素或多西环素，备用药物有米诺环素、氧氟沙星等。一般化脓菌感染最好根据药敏试验进行治疗。急性宫颈炎的治疗应力求彻底，以免形成慢性宫颈炎。

第二节　慢性子宫颈炎

慢性子宫颈炎多由急性子宫颈炎转变而来,往往是急性宫颈炎治疗不彻底,病原体隐居于子宫颈黏膜内形成慢性炎症。急性宫颈炎容易转为慢性的原因主要有宫颈黏膜皱褶较多,腺体呈葡萄状,病原体侵入腺体深处后极难根除,导致病程反复、迁延不愈。阴道分娩、流产或手术损伤宫颈后,继发感染亦可表现为慢性过程,此外不洁性生活、雌激素水平下降、阴道异物(如子宫托)均可引起慢性宫颈炎。其病原体一般为葡萄球菌、链球菌、沙眼衣原体、淋球菌、厌氧菌等。也有患者不表现急性症状,直接发生慢性宫颈炎。

一、病理

慢性子宫颈炎表现为宫颈糜烂、宫颈息肉、宫颈黏膜炎、宫颈腺囊肿以及宫颈肥大。

(一)宫颈糜烂

宫颈糜烂是慢性宫颈炎的一种形式,宫颈糜烂形成的原因有3种。

1.先天性糜烂

指女性胎儿在生殖系统发育时受母体性激素影响,导致鳞、柱交界向外迁移,宫颈外口为柱状上皮覆盖。正常时新生儿出生后糜烂仅存在较短时间,当来自母体的雌激素水平下降后即逐渐自然消退,但亦有个别患者糜烂长期持续存在,先天性糜烂的宫颈形状往往是正常或稍大,不甚整齐,宫颈口多裂开。

2.后天性糜烂

指宫颈管内膜柱状上皮向阴道方向增生,超越宫颈外口所致的糜烂,仅发生于卵巢功能旺盛的妊娠期,产后可自行消退。患者虽诉白带增多,但为清澈的黏液,病理检查在柱状上皮下无炎症细胞浸润,仅见少数淋巴细胞,后天性糜烂的宫颈往往偏大,宫颈口正常或横裂或为不整齐的破裂。糜烂面周围的界限与正常宫颈上皮的界限清楚,甚至可看到交界线呈现一道凹入的线沟,有的糜烂可见到毛细血管浮现在表面上,表现为局部慢性充血。

3.炎症性糜烂

炎症性糜烂是慢性宫颈炎最常见的病理改变,宫颈阴道部的鳞状上皮被宫颈管柱状上皮所替代,其外表呈红色,所以不是真正的糜烂,故称假性糜烂,光镜下可见黏膜下有多核白细胞及淋巴细胞浸润,间质则有小圆形细胞和浆细胞浸润,黏膜下结缔组织的浅层为炎性细胞浸润的主要场所,宫颈的纤维组织增生。宫颈管黏膜也有增生,突出子宫颈口外形成息肉状。

根据糜烂表面可分为几种不同类型:①单纯型,此型糜烂面的表面系一片红色光滑面,糜烂较浅,有一层柱状上皮覆盖;②颗粒型,此型糜烂面的组织增生,形成颗粒状;③乳头型,糜烂组织增生更明显,形成一团,成乳头状。

根据糜烂区所占宫颈的比例可分三度:①轻度糜烂,系糜烂面积占整个宫颈面积的1/3以内;②中度糜烂,系糜烂面积占宫颈的1/3~2/3;③重度糜烂,系糜烂面积占宫颈的2/3以上。

此外,在幼女及未婚女性种,有时见宫颈红色,细颗粒状,形似糜烂,但无炎症,是颈管柱状上皮外移,不应称为糜烂。

宫颈糜烂在其修复的过程中,柱状上皮下的基底细胞(储备细胞)增生,最后分化为鳞状上皮,邻近的鳞状上皮也可向糜烂面的柱状上皮生长,逐渐将腺上皮推移,最后完全由鳞状上皮覆盖而痊愈。糜烂的愈合呈片状分布,新生的鳞状上皮生长于炎性糜烂组织的基础上,故表层细胞极易脱落而变薄,稍受刺激又可恢复糜烂,因此愈合和炎症的扩展交替发生,不容易彻底治愈。这种过程是受到卵巢内分泌、感染、损伤及酸碱度的影响。两种上皮细胞在争夺中不断地增生、增殖,而引起不同的变化。

(二)宫颈息肉

由于炎症的长期刺激,宫颈管局部黏膜增生,自基底层逐渐向宫颈外口部突出,形成一个或多个宫颈息肉。息肉色红,呈舌形,质软而脆,血管丰富易出血。蒂细长,长短不一,多附着于颈管外口或颈管壁内,直径1cm左右。镜下见息肉表面覆盖一层柱状上皮,中心为结缔组织,伴充血、水肿及炎性细胞浸润,极易复发。息肉的恶变率不到1%。

(三)宫颈黏膜炎

宫颈黏膜炎又称宫颈管炎,病变局限于子宫颈管黏膜及黏膜下组织。宫颈阴道部上皮表面光滑。宫颈口可有脓性分泌物堵塞。由于子宫颈黏膜充血增生,可使子宫颈肥大,可达正常宫颈的2~3倍,质硬。宫颈黏膜炎常与糜烂、腺囊肿同时发生。

(四)宫颈腺囊肿

在宫颈糜烂愈合的过程中,新生的鳞状上皮覆盖宫颈腺管口或伸入腺管,将腺管口阻塞,腺管周围的结缔组织增生或瘢痕形成,压迫腺管,使腺管变窄甚至阻塞,腺体分泌物不能引流形成子宫颈腺囊肿,检查时见宫颈表面突出多个数毫米大小白色或青白色小囊肿,内含无色黏液。

（五）宫颈肥大

由于慢性炎症的长期刺激，宫颈组织充血、水肿，腺体和间质增生，还可能在腺体深部有黏液潴留，形成囊肿，使宫颈呈不同程度的肥大，但表面多光滑，有时可见到潴留囊肿突起。最后由于纤维结缔组织增生，使宫颈硬度增加。

（六）宫颈外翻

由于分娩、人工流产或其他原因发生宫颈损伤，宫颈口撕裂，未及时修补，以后颈管内膜增生并暴露于外，即形成宫颈外翻。检查子宫颈口增宽，横裂或呈星状撕裂，可见颈管下端的红色黏膜皱襞，宫颈前后唇肥大，但距离较远。

二、临床表现

慢性宫颈炎主要表现为白带增多，常刺激外阴引起外阴不适和瘙痒。由于病原体种类、炎症的范围、程度和病程不同，白带的量、颜色、性状、气味也不同，可为乳白色黏液状至黄色脓性，如伴有息肉形成，白带中可混有血，或宫颈接触性出血。若白带增多，似白色干酪样，应考虑是否合并念珠菌性阴道炎；若白带呈稀薄泡沫状，有臭味，则应考虑滴虫性阴道炎。如有恶臭则多为厌氧菌的感染。严重感染时可有腰骶部疼痛、下腹坠胀，由于慢性宫颈炎可直接向前蔓延或通过淋巴管扩散，当波及膀胱三角区及膀胱周围结缔组织时，可出现尿路刺激症状。较多的黏稠脓性白带有碍精子上行，可导致不孕。妇科检查可见宫颈不同程度的糜烂、肥大、宫颈裂伤，有时可见宫颈息肉、宫颈腺体囊肿、宫颈外翻，宫颈口多有分泌物，亦可有宫颈触痛和宫颈触血。

三、诊断

宫颈糜烂在诊断上并不困难，但需与宫颈上皮内瘤样变、早期浸润癌、宫颈结核、宫颈尖锐湿疣等鉴别，还需与淋病、梅毒等鉴别，因此应常规进行宫颈刮片细胞学检查，细胞涂片尚可查出淋菌、滴虫、真菌，能与一般慢性宫颈炎鉴别。目前已有电脑超薄细胞检测系统，准确率显著提高。必要时可做病理活检以明确诊断，电子阴道镜辅助活检对提高诊断准确率很有帮助。宫颈息肉、宫颈腺体囊肿及宫颈尖锐湿疣可根据病理活检进行诊断。

（一）阴道镜检查

在宫颈病变部涂碘后，在碘不着色区用阴道镜检查，如见到厚的醋酸白色上皮及血管异形可诊断为宫颈上皮内瘤样变，在这类病变区取活体组织检查诊断早期宫颈癌准确率高。

（二）活体组织检查

活体组织检查为最准确的检查方法,可检出宫颈湿疣癌细胞、结核、梅毒等,从而与一般慢性宫颈炎糜烂鉴别。

四、治疗

须做宫颈涂片,先排除宫颈上皮内瘤样变及早期宫颈癌后再进行治疗。治疗方法以局部治疗为主,使糜烂面坏死、脱落,为新生鳞状上皮覆盖,病变深者,疗程需6～8周。

（一）物理治疗

1.电熨

此法较简便,适用于糜烂程度较深、糜烂面积较大的病例。采用电灼器或电熨器对整个病变区电灼或电熨,直至组织呈乳白色或微黄色为止。一般近宫口处稍深,越近边缘越浅,深度为2mm并超出病变区3mm,深入宫颈管内0.5～1.0cm,治愈率50%～90%。术后涂抹磺胺粉或呋喃西林粉,用醋酸冲洗阴道,每日1次,有助于创面愈合。

治疗后阴道流液,有时呈脓样,须避免性交,至创面全部愈合为止,需6周左右才可全部愈合。术后阴道出血多时可用纱布填塞止血。

2.冷冻治疗

冷冻治疗术利用制冷剂,快速产生低温,使糜烂组织冻结、坏死、变性而脱落,创面经组织修复而达到治疗疾病的目的。

操作方法:选择适当的冷冻探头,利用液氮快速达到超低温(-196℃),使糜烂组织冻结、坏死、变性而脱落,创面修复而达到治疗目的。一般采用接触冷冻法,选择相应的冷冻头,覆盖全部病变区并略超过其范围2～3mm,根据快速冷冻,缓慢复温的原则,冷冻1分钟、复温3分钟、再冷冻1分钟。进行单次或重复冷冻,治愈率80%左右。

冷冻治疗后,宫颈表面很快发生水肿,冷冻后7～10天,宫颈表层糜烂组织形成一层膜状痂皮,逐渐分散脱落。

3.激光治疗

采用Co激光器使糜烂部分组织炭化、结痂,痂皮脱落后,创面修复达到治疗目的。激光头距离糜烂面3～5cm,照射范围应超出糜烂面2mm,轻症的烧灼深度为2～3mm,重症可达4～5mm,治愈率70%～90%。

4.微波治疗

微波电极接触局部病变组织时,瞬间产生高热效应(44℃～61℃)而达到组织凝固的目的,并可出现凝固性血栓形成而止血,治愈率在90%左右。

5.波姆光治疗

采用波姆光照射糜烂面,直至变为均匀灰白色为止,照射深度2~3mm,治愈率可达80%。

6.红外线凝结法

红外线照射糜烂面,局部组织凝固,坏死,形成非炎性表浅溃疡,新生鳞状上皮覆盖溃疡面而达到治愈,治愈率在90%以上。

物理治疗的注意事项:①治疗时间应在月经干净后3~7天进行;②排除宫颈上皮内瘤样病变、早期宫颈癌、宫颈结核和急性感染期后方可进行;③术后阴道分泌物增多,甚至有大量水样排液,有时呈血性,脱痂时可引起活动性出血,如量较多先用过氧化氢溶液(过氧化氢)清洗伤口,用消毒棉球局部压迫止血,24小时后取出;④物理治疗的持续时间、次数、强度、范围应严格掌握;⑤创面愈合需要一段时间(2~8周),在此期间禁止盆浴和性生活;⑥定期复查,随访有无宫颈管狭窄。

(二)药物治疗

适用于糜烂面积小和炎症浸润较浅的病例。

1.硝酸银或重铬酸钾液

强腐蚀剂,方法简单,配制容易,用药量少,适宜于基层医院。

2.免疫治疗

采用重组人干扰素α-2a,每晚1枚,6天为一个疗程。有报道用红色奴卡放射线菌细胞壁骨架N-CWs菌苗治疗慢性宫颈炎,该菌苗具有非特异性免疫增强及抗感染作用,促进鳞状上皮化生,修复宫颈糜烂病变达到治疗效果。将菌苗滴注在用生理盐水浸透的带尾无菌棉球上,将棉球置于宫颈糜烂的局部,24小时后取出,每周上药2次,每疗程10次。

3.抗生素

宫颈管炎时,根据细菌培养和药敏试验结果,采用抗生素全身治疗。

(三)手术治疗

宫颈息肉可行息肉摘除术或电切术。对重度糜烂,糜烂面较深及乳头状糜烂,或用上述各种治疗方法久治不愈的患者可考虑用宫颈锥形切除术,锥形切除范围从病灶外缘0.3~0.5cm开始,深入宫颈管1~2cm,锥形切除,压迫止血,如有动脉出血,可用肠线缝扎止血,也可加用止血粉8号、吸收性明胶海绵、凝血酶、巴曲酶等止血。此法因出血及感染,现多不采用。

第六章

产力异常性难产

产力系指将胎儿及其附属物通过产道排出体外的力量,包括子宫收缩、腹压和肛提肌的收缩力,子宫收缩是临产后的主要力量,贯穿于分娩的全过程,在产道和胎儿等因素无异常的情况下,使子宫颈口逐渐扩张,胎先露逐渐下降。产力是保证胎儿正常娩出的重要因素之一。

影响分娩的主要因素为产力、产道、胎儿及精神心理因素,这些因素在分娩过程中互相影响。任何一个或一个以上的因素发生异常,以及四个因素相互不能适应而使分娩进展受到阻碍,称异常分娩。一般而言,如胎位正常,盆骨与胎儿大小相称,凭借正常产力即能将胎儿排出子宫外。如果子宫收缩失去了规律性、极性和对称性;或者其收缩的强度或频率过强或过弱,都称为子宫收缩力异常(简称产力异常)。

子宫收缩力异常临床上分为子宫收缩乏力和子宫收缩过强两类,每类又分为协调性子宫收缩和不协调性子宫收缩。

第一节 子宫收缩乏力

一、病因

子宫收缩乏力多发生于初产妇,尤其是高龄初产者,多由几个因素综合引起,常见的原因有如下。

(一)影响子宫收缩乏力的有关因素

1. 精神因素

因产妇怕痛或对分娩及胎儿预后顾虑重重,尤其是35岁以上初产妇,由于过重的心理负担,精神紧张或情绪不佳等,干扰了中枢神经系统的正常功能,而影响子宫收缩。

2. 体质因素

单纯性肥胖、营养不良、贫血或并发有急慢性疾病,均能导致子宫收缩乏力。

3. 内分泌、电解质异常

临产后,产妇体内雌激素、催产素、前列腺素、乙酰胆碱及儿茶酚胺类物质分泌不足,孕激素含量下降速度缓慢,子宫对乙酰胆碱的敏感性降低等,均可引起内分泌失调性子宫收缩乏力。电解质浓度(如 K^+、Na^+、Ca^{2+}、Mg^{2+} 等)异常,均可影响子宫肌纤维收缩能力;肌球蛋白、能力供应物质(ATP、磷酸肌酸)等的异常,亦可导致子宫收缩乏力。在产程延长后引起的电解质、蛋白质及酶类的新陈代谢障碍,可加重子宫收缩乏力。

4. 药物影响

妊娠晚期或临产后应用大剂量解痉剂、镇静剂、镇痛剂及麻醉剂,如硫酸镁、吗啡、哌替啶、氯丙嗪、巴比妥等,使子宫收缩受抑制而乏力,或使用子宫收缩剂的剂量不适当,可以引起子宫收缩不协调。

5. 基因调控

10%～20% 的宫缩乏力产妇对缩宫素反应不良,单卵双胎表现出一致性,而母亲或姐妹有产力异常病史者发生率明显升高,提示初产妇自然临产产力异常可能与基因调控有关。

(二)子宫本身因素

(1)子宫壁过度膨胀(如多胎、双胎、巨大儿、羊水过多等),使子宫肌纤维过度拉长失去正常收缩能力。

(2)子宫肌纤维变性(多次妊娠及分娩、刮宫或曾有过急慢性子宫感染史者),结缔组织增生,影响子宫收缩能力。

(3)子宫发育不良,子宫畸形(如双角子宫、纵膈子宫、子宫肌纤维发育不良等),均可影响子宫正常收缩功能。

(4)子宫肌瘤的存在,尤其是壁间肌瘤或子宫下段肌瘤和嵌顿在盆腔内的浆膜下肌瘤,均可使胎先露下降受阻,导致子宫收缩乏力。

(三)产道和胎儿因素

盆骨大小和形态的异常,导致产道狭窄;胎儿过大或胎位异常,形成头盆不称,阻碍胎先露下降。临产后经过一段时间的产程,本属正常的子宫收缩逐渐减弱,因不能克服胎先露下降的阻力或胎先露不能紧贴压迫子宫下段及子宫颈部,因而不能很好地刺激局部感受器,反射性地引起有效宫缩,致使正常子宫收缩逐渐减弱,此即所谓的继发性宫缩乏力。在难产的产妇中,常因产道或胎儿因素,使子宫收缩乏力。

(四)其他因素

产妇临产段时间后往往不能进食,甚至呕吐,体力消耗甚大,使产妇处于疲惫状态,常可发生酸中毒,或于第一产程后期过早地使用腹压向下屏气,使子宫正常收缩减弱。产妇尿潴留亦是影响子宫收缩的重要因素之一,膀胱充盈时能阻碍胎先露下降。

二、临床表现

宫缩乏力可以分成协调性宫缩乏力和不协调宫缩乏力;根据宫缩乏力发生的时机分为原发性和继发性两种。原发性宫缩乏力是指从产程一开始子宫收缩功能就低下,宫口不能如期扩张、胎先露不能如期下降,导致产程延长;继发性宫缩乏力是指产程开始子宫收缩正常,只有在产程较晚阶段(多在活跃期后期或第二产程),子宫收缩减弱,产程进展缓慢甚至停滞。

(一)协调性宫缩乏力(低张性宫缩乏力)

协调性宫缩乏力最为常见。子宫收缩具有正常的节律性、对称性和极性,但收缩力弱,宫腔内压力低,小于2.0kPa(15mmHg),持续时间短,间歇期长且不规律,宫缩<2次/10分钟。当宫缩高峰时,宫体隆起不明显,用手指压宫底部肌壁仍可出现凹陷,此种宫缩乏力,多属继发性宫缩乏力。临产早期宫缩正常,但至宫口扩张进入活跃期后期或第二产程时宫缩减弱,常见于中盆骨与骨盆出口平面狭窄、持续性枕横位或枕后位等头盆不称时。协调性宫缩乏力时由于宫腔内压力低,对胎儿影响不大。

(二)不协调性宫缩乏力(高张性宫缩乏力)

子宫收缩的极性倒置,宫缩的兴奋点不是起自两侧宫角部,而是来自子宫下段的一处或多处冲动,子宫收缩波由下向上扩散,收缩波小而不规律,频率高,节律不协调;宫腔内压力虽高,但宫缩时宫底部不强,而是子宫下段强,宫缩间歇子宫壁也不完全松弛,表现为子宫收缩不协调,这种宫缩不能使宫口扩张,不能使胎先露下降,属无效宫缩。此种宫缩乏力多属原发性宫缩乏力,故需与假临产鉴别。鉴别方法是给予强镇静剂哌替啶100mg肌内注射。能使宫缩停止者为假临产,不能使宫缩停止者为原发性宫缩乏力。这些产妇往往有头盆不称和胎位异常,使胎头无法衔接,不能紧贴子宫下段及宫颈内口,不能引起反射性子宫收缩。产妇自觉下腹部持续疼痛,拒按,烦躁不安,严重者出现脱水、电解质紊乱、肠胀气,尿潴留;胎儿胎盘循环障碍,出现胎儿宫内窘迫。产科检查可有下腹部压痛,胎位触不清,胎心不规律,宫口扩张早期缓慢或停止扩张,胎先露部下降缓慢或停止,潜伏期延长。

(三)产程曲线异常

宫缩乏力导致产程曲线异常有以下7种。

1.潜伏期延长

从临产规律宫缩开始至宫缩开至3cm称潜伏期。初产妇潜伏期正常约需8小时,最大时限16小时;经产妇潜伏期正常约需4小时,最大时限8小时。初产妇潜伏期超过16小时,经产妇超过8小时称为潜伏期延长。

2.活跃期延长

从宫口扩张3cm开始至宫缩开全称活跃期,初产妇活跃期正常约需4小时,最大时限8小时。活跃期超过8小时或初产妇宫口扩张<1.2cm/小时,经产妇<1.5cm/小时,常提示有活跃期延长倾向。

3.活跃期停滞

进入活跃期后,宫口不再扩张达2小时以上,称活跃期停滞。

4.第二产程延长

第二产程初产妇超过2小时、经产妇超过1小时尚未分娩;采用分娩镇痛的初产妇超过3小时、经产妇超过2小时,称第二产程延长。

5.第二产程停滞

第二产程达1小时胎头下降无进展,称第二产程停滞。

6.胎先露下降延缓

在宫颈扩张减速期及第二产程,胎头下降速度最快,此阶段初产妇胎头下降速度每小时少于1cm,经产妇胎头下降速度每小时少于2cm,称胎头下降延缓。

7.胎先露下降停滞

减速期后胎头下降停止1h以上无进展,称胎头下降停滞。

以上7种产程进展异常,可以单独存在,也可以并发存在。总产程超过24小时称为滞产,必须避免发生滞产。ACOG认为时限并不是干预的独立因素,要重新评估胎儿对分娩的耐受能力。产科医生依据产妇、胎儿、医生的助产技能综合评估决定是剖宫产、经阴助产还是继续观察。

三、对母儿影响

(一)对产妇的影响

由于子宫收缩乏力,产程延长,产妇休息不好,进食少,精神与体力消耗,可出现疲乏无力、肠胀气、排尿困难等,影响子宫收缩,严重时可引起脱水、酸中毒、低钙血症。由于第二产程异常,膀胱被压迫胎先露部与耻骨联合之间,可导致组织缺血、水肿、坏死,形成膀胱阴道瘘或尿道阴道瘘。胎膜早破及多次肛诊或阴道检查增加感染机会。产后宫缩乏力影响胎盘剥离、娩出和子宫胎盘剥离面的血窦关闭,容易引起产后出血。

(二)对胎儿的影响

协调性宫缩乏力容易造成胎头在盆腔内旋转异常,使产程延长,增加手术产机会,对胎儿不利。不协调性宫缩乏力,不能使子宫壁完全放松,对子宫胎盘血循环影响大,胎儿在子宫内缺氧,容易发生胎儿窘迫。胎膜早破易造成脐带受压或脱垂,造成胎儿窘迫或胎死宫内。

四、子宫收缩力

最小的有效宫缩定义为每10分钟有3次平均>25mmHg以上的子宫收缩。然而,有效地子宫收缩涵盖着较为宽泛的范围,每次宫缩的幅度可能会发生变化,为25mmHg~75mmHg,在每10分钟内可能持续2~4.5分钟,宫缩强度达到95~395蒙氏单位(MVU),指是经宫腔内导管或外部压力感受器测量出宫腔压力,将子宫收缩时宫腔压力峰值(mmHg)乘以10分钟内宫缩次数计算而得出。

在一项缩宫素引产的回顾性报告中91%可以达到至少200~224MVU,40%达到300MVU以上。

(一)宫缩与宫颈扩张

在雌激素和前列腺素的影响下,整个妊娠期肌细胞都有自发活动,但在分娩发动前,个别的肌细胞或肌细胞群发起的收缩都不能蔓延至整个子宫肌层。在肌细胞间形成间隙连接,间隙连接为电活动在肌细胞间传导提供优先通道,子宫肌层产生协调反应。随着协调性不断增加,收缩力逐渐增强,以至宫内压力增加,妊娠女性或观察者均可感知到Braxton Hicks收缩,这种子宫收缩通常不会引起产妇疼痛。

临产后有效的子宫收缩在分娩过程中起到重要作用,可以使胎儿屈曲、旋转、适应并通过复杂的产道娩出。第一产程中,子宫容积变化很小。宫颈扩张要求子宫壁具有张力,所以实际上子宫肌层的收缩是等容性的(即肌纤维拉紧时没有变短)。同时因肌纤维没有明显变短,不会导致横穿子宫肌层的血管持续受压,从而避免了随着子宫收缩胎盘灌注的间断性减少。

传统理论认为,作用力(子宫肌层收缩,尤其在宫底部)和阻力(宫颈和下段)之间的平衡决定了产程进展。宫缩起始于子宫底部,具有顺应性的宫颈减弱了子宫肌层产生的张力。这样具有顺应性的宫颈不仅可以迅速扩张,而且在较少的子宫收缩力下就可以扩张。反之亦然。与初产妇相比,经产妇子宫收缩力较弱,而宫颈扩张速度较快,这正是阻力低的缘故。然而超声研究发现足月妊娠的子宫肌壁厚度是均一性的,并不存在"底部优势"。子宫肌细胞的电生理研究进一步阐释,子宫收缩是高度协调的三维传播的子宫电活动,其中下段放松早于宫底部的模式更有利于产程进展。

(二)子宫收缩力评估

1.触诊子宫收缩

因为子宫收缩的强度与可触知的收缩持续时间有关(当宫压>15mmHg时,多数子宫收缩才能被触诊感知到),并且整体收缩力依赖于收缩频率,所以对于多数临床用途,包括催产素催产,触诊所感知的收缩持续时间和频率能够提供足够的、半定量的子宫收缩力评估。鉴于此,手摸宫缩仍然是临床检测子宫收缩力的标准手段。

手摸宫缩至少持续40s,10分钟内3~4次的宫缩频率最为适宜。如果已出现进行性宫颈扩张,则不需要对子宫收缩力规定一个下限。只有当产程延长时,才需要考虑宫缩是否足够。

由于蜕膜释放前列腺素、妊娠女性神经垂体分泌催产素。随着产程进展,宫缩逐渐加强,第一产程末期的自发宫缩可能超过引产或催产的安全范围。胎儿的安危在分娩期处于微妙的平衡之中。宫缩越强,产程进展越好,对胎盘灌注影响越大。分娩早期,在对胎儿有累积不良作用之前,高强度宫缩的压力和产程的迅速进展常有自限性。另一方面,产程进展不好也会导致超过胎儿承受能力的宫缩累积效应。处于危险中的胎儿承受能力也较低,加强宫缩会对其造成更大、更迅速的影响。在引产的最初4小时内,每10分钟内超过6次宫缩,为宫缩过频。宫缩之间的间歇短甚至无间歇,与胎心减速具有明显的相关性。

2.分娩力计

电子胎儿监护在监护胎心变化的同时,使用分娩力计来评估子宫收缩力。压力传感器放置在宫底部位的腹壁上,通过描记的曲线下面积来评估子宫收缩力,简单无创,能够测量宫缩的频率和持续时间。但是这种方法评估子宫收缩力的敏感性和特异性均不高,无法评估子宫收缩的强度,腹壁厚度的限制及其与子宫的相对位置限制了宫缩力计的准确性。尤其不适用于肥胖者。

3.宫内压力导管(IUPC)

子宫收缩力可通过测量宫内压力(IUP)来量化,IUP与肌壁张力直接成比例,而与子宫大小间接成比例。评估子宫收缩力有4个参数:幅度、持续时间、频率和基础压力(张力)。前三者与子宫收缩本身有关,末者与子宫本身的弹性回缩力和肌肉张力有关。

子宫基础张力的测量对流体静力压力很敏感。流体静力压力与子宫上部液平面的传感器相对位置有关,这种关系受体位影响,因此在流体静力压力上正确测量基础张力需要知道传感器的相对位置。目前传感器通常置于宫内导管尖端,并不知道其确切位置。如果记录开始,压力调零,就可以估算基础张力的变化,而不是其绝对值。实际上除了胎盘剥离或者使用催产素这些异常增加子宫基础张力的情况外,多数研究发现基础张力水平对宫颈扩张并没有显著作用,可以忽略。

宫内压力导管(IUPC)是监测子宫收缩的黄金标准,它比宫缩力计能更准确地评估宫缩的频率和强度。在有些情况下,精准地监测子宫收缩力也具有法医学意义,如瘢痕子宫进行引产或催产,或者多产、经产妇使用催产素,或子宫过度刺激时胎儿面临危险(例如,有胎儿生长受限证据时)。

然而IUPC,需要在破膜之后才能插入导管,因此它的使用是有限的。此外,这种侵入性方法有胎盘和胎儿损伤、感染和子宫穿孔的风险。美国妇产科学会和加拿大妇产科医师协会建议在有选择的情况下使用IUPC,如产妇肥胖或对催产素反应不良。认为用IUPC监测可能更好地调整催产素剂量而改善母儿结局,从而防止子宫过度收缩和胎儿缺氧,能够更好地解释胎心率异常模式与子宫收缩的关系。这个假说主要是根据专家意见临床支持的数据有限。

4.子宫肌电图(EHG)

肌细胞的电活动可以通过子宫肌电图(EHG)进行无创性监测。电子子宫肌动描计仪(EUM)是一种新的技术软件和设备。设备用9个表面肌电图电极和多通道放大器,对子宫的电活动进行测量。9个电极呈正方形,放置于妊娠女性脐周,成3行3列。电极的位置取决于非侵入性位置传感器。收缩的能量以微瓦(μW)为单位。9个电极对子宫不同部位的肌电信号进行精确的测量,信号输入计算机系统,进一步进行数据库和功能界面的处理,对子宫收缩力进行量化评价。EHG不仅能够无创性评估子宫收缩的开始、高峰时间、持续时间和频率,也可以评估其强度。此外,因为是无创监测而不需要破膜,也可以作为疑诊早产宫缩的诊断工具。在监测过程中可以下床活动。在测定子宫收缩和预测早产方面,EHG与分娩力计传感器有着很好的一致性。与分娩力计比较,产妇的体质指数对监测值略有影响,但不具统计学意义。

目前,子宫肌电图是最有临床应用前景的子宫收缩力评价方法。

五、预防

应对妊娠女性进行产前教育,进入产程后,解除产妇的顾虑和恐惧心理,使妊娠女性了解分娩是生理过程,增强其对分娩的信心。目前,国内、外均设陪伴、待产室(让其丈夫及家属陪伴)和家庭化病房,有助于消除产妇的紧张情绪,可预防精神紧张所致的宫缩乏力。美国妇产科医师协会(ACOG)认为一对一的陪伴分娩可以减少缩宫素的使用,但在产程时限、剖宫产率、分娩镇痛、新生儿转入新生儿重症监护病房(NICU)方面没有改善。推荐提倡陪伴分娩。分娩前鼓励多进食,必要时静脉补充营养。避免过多使用镇静药物,注意检查有无头盆不称等,均为预防宫缩乏力的有效措施。注意及时排空直肠和膀胱,必要时可行肥皂水灌肠和导尿。

六、处理

产力异常是构成难产的三要素之一,可以是产力本身,也可以是由产道和胎儿异常所造成的难产,因此,在处理产力异常的产妇时应明确病因,全面了解母儿状况,进行针对性的处理。

(一)协调性宫缩乏力

一旦出现协调性宫缩乏力,不论是原发性还是继发性,首先应寻找原因,检查有无头盆不称及胎位异常,阴道检查宫颈扩张和胎先露下降情况。发现有头盆不称,估计不能经阴道分娩者,应及时行剖宫产术;若判断无头盆不称和胎位异常,估计能经阴道分娩者,应采取加强宫缩的措施。

1.第一产程

(1)一般处理:消除精神紧张,多休息,鼓励多进食,注意营养和水分的补充。不能进食者静脉补充营养,静脉滴注10%葡萄糖液500~1000mL内加维生素C 2g,伴有酸中毒时,应补充5%碳酸氢钠。产妇过度疲劳,缓慢静脉推注地西泮10mg或哌替啶100mg肌内注射。对初产妇宫口开大不足4cm,经产妇宫口开大不足2cm,胎膜未破,无头盆不称者,应给予温肥皂水灌肠,促进肠蠕动,排出粪便及积气,刺激子宫收缩。排尿困难者,先行诱导法,无效时导尿,因排空膀胱能增宽产道,且有促进宫缩的作用。破膜12小时以上者给予抗生素预防感染。

（2）加强子宫收缩：经上述处理，子宫收缩力仍弱，确诊为协调性宫缩乏力者，产程无明显进展，应采取措施加强宫缩。有学者提出宫颈成熟度评分法，用于判断宫颈成熟度，预估引产或加强宫缩措施的效果。

1）人工破膜：多用于活跃期，无头盆不称，胎头已衔接者。破膜后，胎头直接紧贴子宫下段及宫颈内口，引起反射性子宫收缩，加速产程进展，同时破膜后可以观察羊水的量及性状。人工破膜应在宫缩间歇期进行，以减少或避免羊水栓塞的发生。破膜时必须检查有无脐带先露，破膜后术者手指应停留在阴道内，经过1~2次宫缩，待胎头入盆后，再将手指取出，避免发生脐带脱垂。对于羊水过多的患者，还应警惕胎盘早剥的发生。人工破膜可以缩短产程，减少缩宫素应用，但会增加绒毛膜羊膜炎风险。

2）缩宫素静脉滴注：应用缩宫素的目的是产生足够使宫颈变化和胎儿下降的子宫收缩，同时避免子宫过度刺激和胎儿窘迫。ACOG建议如果宫缩每10分钟少于3次，或强度超过基线不足25mmHg，或两者都有，应当考虑缩宫素催产。在催产前应评估骨盆、宫颈和胎位及母儿状况。

缩宫素是加强宫缩最常用的药物，但是不合理的应用会增加不良围产儿结局，美国药物安全处方中心（ISMP）认为这是一种具有不良反应高风险的药物，需要特殊保障措施，以减少应用不当造成的风险。适用于协调性宫缩乏力、胎心良好、胎位正常、头盆相称者。

缩宫素静脉滴注的用药方法：应先用5%葡萄糖500mL，采用7号针头行静脉滴注，按8滴/分调好滴速，然后再向输液瓶中加入2.5U缩宫素，将其摇匀后继续滴入。切忌先将缩宫素溶于葡萄糖中直接穿刺静脉滴注，因此法初调时不易掌握滴速，可能在短时间内进入体内过多缩宫素，不够安全。最好用静脉输液泵输注以保证输注剂量的准确性。

不同国家和不同医疗机构颁布的缩宫素应用方法存在很大差异，例如ACOG推荐有低剂量和高剂量两种不同滴注方案。但每个方案都建议采用静脉输液泵输注。低剂量方案是指初始剂量为0.5~2mU/分钟，每次调整为1~2mU/分钟，间隔15~40分钟。此方案减少了宫缩过强及胎心异常的发生。高剂量方案是指，初始剂量为6mU/分钟，每次调整为3~6mU/分钟，间隔5~40分钟，此方案产程较短，较少出现绒毛膜羊膜炎和因难产而进行的剖宫产，但是增加了宫缩过强及胎心异常的发生。ACOC在比较了有关研究后认为，两种方案都适用于临床。

因缩宫素个体敏感度差异极大，静脉滴注缩宫素应从小剂量开始循序增量，中华医学会产科学组也推荐低剂量缩宫素方案,即2.5U缩宫素加入5%葡萄糖500mL中,从小剂量2.5mU/分钟开始,每次调整剂量2.5mU/分钟,调整间隔为30分钟。具体用法是2.5U缩宫素溶于5%葡萄糖500mL中,即0.5%缩宫素浓度(5mU/mL),以每毫升15滴计算相当每滴液体中含缩宫素0.33mU。从8滴/分(约2.5mU/分钟)开始,根据宫缩,胎心情况调整滴速,一般每隔30分钟调节一次,直至出现有效宫缩。有效宫缩的判定为10分钟内出现3次宫缩,每次宫缩持续30～60秒,子宫收缩压力达50～60mmHg,伴有宫口扩张。

在调整滴速时,每次递增6滴(约2mU),最大滴速不得超过30滴分钟(10mU/分钟)。如达到最大滴速仍不出现有效宫缩时可增加缩宫素浓度。增加浓度的方法是以5%葡萄糖中尚余毫升数计算,一般100mL葡萄糖中再加0.5U缩宫素变成1%缩宫素浓度,先将滴速减半,再根据宫缩情况进行调整,增加浓度后,如增至每分钟20mU仍无有效宫缩,原则上不再增加滴数和浓度,一般以此为剂量上限。中华医学会产科学组则明确指出缩宫素引产的最大浓度10U/L,最大剂量为20mU/分钟。

缩宫素静脉滴注过程中,应有专人观察宫缩、听胎心率,或胎心电子监护仪连续监护;测量血压。若出现宫缩持续1分钟以上或胎心率有变化,应立即停止静脉滴注。外源性缩宫素在母体血中的半衰期为1～6分钟,故停药后能迅速好转,必要时加用镇静剂。若滴注过程中发现血压升高,应减慢滴注速度。由于缩宫素有抗利尿作用,水的重吸收增加,可出现尿少,需警惕水中毒的发生。结合人工破膜及能量支持,可以获得更好的效果。

3)前列腺素(PG)的应用:地诺前列素有促进子宫收缩的作用。既作用于子宫肌层,又作用于宫颈,当宫颈条件不良时,效果优于缩宫素。

给药途径为静脉滴注及阴道后穹隆局部用药。地诺前列素2mg和碳酸钠溶液1支加入10mL生理盐水中,摇匀成稀释液,加于5%葡萄糖液500mL中静脉滴注,1μg/分钟开始静滴,最大剂量20μg/分钟。

不良反应为宫缩过强、恶心、呕吐、腹泻、头痛、心动过速、视物模糊及浅静脉炎等,故应慎用。静脉滴注时,偶见类似静脉炎症状,停药后常自行消失。对于活跃期宫缩乏力,小剂量地诺前列素凝胶1mg阴道给药,可以有效加强宫缩而不会增加强直宫缩及胎儿窘迫风险。

4)地西泮静脉推注:地西泮能使宫颈平滑肌松弛,软化宫颈,促进宫口扩张,适用于宫口扩张缓慢及宫颈水肿时。常用剂量为10mg,2～3分钟静脉注射,间隔2～6小时可重复应用,与缩宫素联合应用效果更佳。

5)间苯三酚静脉滴注:间苯三酚是亲肌性、非阿托品、非罂粟碱类纯平滑肌解痉药,只作用于痉挛的平滑肌,主要抑制不协调性的无效的肌性收缩。在产程中,间苯三酚对子宫颈有选择性解痉作用,可缓解宫颈痉挛水肿,加快宫颈扩张,缩短产程,且可协调宫缩,并对正常的子宫平滑肌收缩的节律性及幅度无影响。常用剂量为40mg静脉滴注。

2.第二产程

对于第二产程发生的宫缩乏力应予重视。宫口开全1小时产程无进展,应再次评估骨盆情况、胎方位、胎头变形及有无产瘤、先露骨质部分高低,以及宫缩时先露下降情况,做出经阴分娩还是阴道助产或是剖宫产的正确判断。胎先露达+3或以下等待自然分娩,或行会阴后斜切开助产分娩。若胎头仍未衔接或伴有胎儿窘迫征象,应行剖宫产术。胎头双顶径尚未越过中骨盆平面,无头盆不称者,可静滴缩宫素加强宫缩,同时指导产妇在宫缩时屏气用力。争取经阴分娩机会。

3.第三产程

为预防产后出血,当胎儿前肩娩出时,可静脉推注麦角新碱0.2mg或静脉推注缩宫素10U,同时给予缩宫素10~20U静脉滴注,使宫缩增强,促使胎盘剥离与娩出及子宫血窦关闭。若产程长、破膜时间长,应给予抗生素预防感染。

(二)不协调性宫缩乏力

处理原则是调节子宫收缩,恢复其极性,应给予强镇静剂。常用的有哌替啶100mg肌内注射,地西泮10mg静脉推注,哌替啶100mg、吗啡10~15mg肌内注射,使产妇充分休息,醒后不协调性宫缩多能恢复为协调性宫缩。在宫缩恢复为协调性之前,严禁应用缩宫素。若经上述处理,不协调性宫缩未能得到纠正,或伴有胎儿窘迫征象,或伴有头盆不称,均应行剖宫产术。若不协调性宫缩已被控制,但宫缩仍弱时,可用协调性宫缩乏力时加强宫缩的各种方法处理。

第二节　子宫收缩过强

一、协调性子宫收缩过强

子宫收缩的节律性、对称性和极性均正常,仅子宫收缩力过强、过频。ACOG将宫缩过强定义为10分钟超过5次宫缩,收缩持续2分钟或更长,或收缩的持续时间正常,但间隔在1分钟内,有或没有胎心的异常。如产道无阻力,宫口迅速开全,分娩在短时间内结束,总产程不足3小时,称急产。

(一)对母儿影响

1.对产妇的影响

宫缩过强、过频,产程过快,可导致初产妇宫颈、阴道和会阴撕裂伤。接产时来不及消毒可导致产褥感染。胎儿娩出后子宫肌纤维缩复不良,易发生胎盘滞留或产后出血。

2.对胎儿及新生儿的影响

宫缩过强、过频,影响子宫胎盘血液循环,胎儿在宫内缺氧,易发生胎儿窘迫、新生儿窒息甚至死亡。胎儿娩出过快,胎头在产道内受到的压力突然解除,可致新生儿颅内出血。接产时来不及消毒,新生儿易发生感染。若坠地可致骨折、外伤。

(二)处理

对于子宫收缩力过强、过频者应及早做好接生准备,临产后不应灌肠,胎儿娩出时,勿使产妇向下屏气。若急产来不及消毒及新生儿坠地者,新生儿应肌内注射维生素K_1 10mg预防颅内出血,并尽早肌内注射精制破伤风抗毒素1500U。产后仔细检查产妇宫颈、阴道、外阴,若有撕裂应及时缝合。若属未消毒的接产,应给予抗生素预防感染。对于有急产史的经产妇,在预产期前1~2周不应外出远走,以免发生意外,有条件者应提前住院待产。

二、不协调性子宫收缩过强

(一)强直性子宫收缩过强

强直性子宫收缩过强通常不是子宫肌组织功能异常,几乎是外界因素异常造成,例如,临产后应用分娩发生梗阻,或不适当地应用缩宫素,或胎盘早剥血液浸润子宫肌层,均可引起宫颈内口以上部位的子宫肌层出现强直性痉挛性收缩,宫缩间歇期短或无间歇。

1.临床表现

产妇烦躁不安、持续性腹痛、拒按。胎位触不清,胎心听不清。有时可出现病理缩复环、血尿等先兆子宫破裂征象。

2.处理

一旦确诊为强直性宫缩,应及时给予宫缩抑制剂,如25%硫酸镁20mL加于5%葡萄糖液20mL内缓慢静脉推注(不少于5分钟),或肾上腺素1mg加于5%葡萄糖液250mL内静脉滴注。若属于梗阻性原因,应立即行剖宫产术。若胎死宫内可用乙醚吸入麻醉,若仍不能缓解强直性宫缩,应行剖宫产术。

(二)子宫痉挛性狭窄环

子宫壁局部肌肉呈痉挛性不协调性收缩形成的环状狭窄,持续不放松,称子宫痉挛性狭窄环。狭窄环可发生在宫颈、宫体的任何部分,多在子宫上、下段交界处,也可在胎体某一狭窄部,以胎颈、胎腰处常见。

1.病因

多因精神紧张,过度疲劳,以及不适当地应用宫缩剂,或粗暴地进行阴道内操作所致。

2.临床表现

产妇出现持续性腹痛,烦躁不安,宫颈扩张缓慢,胎先露部下降停滞,胎心时快时慢,有时阴道检查时可触及较硬而无弹性的狭窄环,此环与病理缩复环不同,此环不增加宫腔压力,不随宫缩上升,不引起子宫破裂,但可导致产程进展缓慢或停滞。

3.处理

应认真寻找导致子宫痉挛性狭窄环的原因,及时纠正。停止一切刺激,如禁止阴道内操作,停用缩宫素等。若无胎儿窘迫征象,给予镇静剂如哌替啶100mg、吗啡10mg肌内注射,也可给宫缩抑制剂,例如,利托君10mg口服,25%硫酸镁10mL加于25%葡萄糖液20mL内缓慢静注,一般可消除异常宫缩。当宫缩恢复正常时,可行阴道助产或等待自然分娩。若经上述处理,子宫痉挛性狭窄环不能缓解,宫口未开全,胎先露部高,或伴有胎儿窘迫征象,均应立即行剖宫产术。若胎死宫内,宫口亦开全,可行乙醚麻醉,经阴道分娩。

第七章

羊水量与脐带异常

第一节　羊水过多

妊娠期间羊水量超过2000mL,称为羊水过多。羊水过多发生率为0.5%~1%。羊水量在数日内急剧增多,称为急性羊水过多;羊水量在数周内缓慢增多,称为慢性羊水过多。

一、病因

在羊水过多的妊娠女性中,约1/3患者原因不明,称为特发性羊水过多。明显的羊水过多患者多数与胎儿畸形以及妊娠并发症等因素有关。

(一)胎儿疾病

胎儿疾病包括胎儿结构畸形、胎儿肿瘤、神经肌肉发育不良、代谢性疾病、染色体或遗传基因异常等。明显的羊水过多常伴有胎儿畸形,常见的胎儿结构畸形以神经系统和消化道畸形最常见。神经系统畸形主要是无脑儿、脊柱裂等神经管缺陷。神经管畸形因脑脊膜暴露,脉络膜组织增殖,渗出液增加;抗利尿激素缺乏,导致尿量增多;中枢吞咽功能异常,胎儿无吞咽反射,导致羊水产生增加和吸收减少。消化道畸形主要是食管及十二指肠闭锁,使胎儿不能吞咽羊水,导致羊水积聚而出现羊水过多。羊水过多的原因还有腹壁缺陷、膈疝、心脏畸形、先天性胸腹腔囊腺瘤,胎儿脊柱畸胎瘤等畸形,以及新生儿先天性醛固酮增多症(Batter综合征)等代谢性疾病。18-三体、21-三体、13-三体胎儿出现吞咽羊水障碍,也可引起羊水过多。

(二)多胎妊娠

双胎妊娠羊水过多的发生率约为10%,是单胎妊娠的10倍,以单绒毛膜双胎居多。还可能并发双胎输血综合征,两个胎儿间的血液循环相互沟通,受血胎儿的循环血量多,尿量增加,导致羊水过多。

(三)胎盘脐带病变

胎盘绒毛血管瘤直径>1cm时,15%~30%合并羊水过多。巨大胎盘、脐带帆状附着也可导致羊水过多。

(四)妊娠并发症

妊娠期糖尿病,羊水过多的发病率为13%~36%。母体高血糖致胎儿血糖增高,产生高渗性利尿,并使胎盘、胎膜渗出增加,导致羊水过多。母儿Rh血型不合,胎儿免疫性水肿、胎盘绒毛水肿影响液体交换,以及妊娠期高血压疾病,重度贫血,均可导致羊水过多。

二、诊断

(一)临床表现

1.急性羊水过多

较少见,多发生在妊娠20~24周。羊水迅速增多,子宫于数日内明显增大,产生一系列压迫症状。妊娠女性自觉腹部胀痛,行动不便,表情痛苦,因横膈抬高,出现呼吸困难,甚至发绀,不能平卧。检查见腹壁皮肤紧绷发亮,严重者皮肤变薄,皮下静脉清晰可见。巨大的子宫压迫下腔静脉,影响静脉回流,出现下肢及外阴部水肿或静脉曲张。子宫明显大于妊娠月份,胎位不清,胎心远或听不清。

2.慢性羊水过多

较多见,多发生在妊娠晚期。数周内羊水缓慢增多,症状较缓和,妊娠女性多能适应,仅感腹部增大较快,临床上无明显不适或仅出现轻微压迫症状,如胸闷、气急,但能忍受。产检时宫高及腹围增加过快,测量子宫底高度及腹围大于同期孕周,腹壁皮肤发亮,变薄。触诊时感觉子宫张力大,有液体震颤感,胎位不清,胎心遥远。

(二)辅助检查

1.B型超声检查

重要的辅助检查方法,不仅能测量羊水量,还可了解胎儿情况,如无脑儿、脊柱裂、胎儿水肿及双胎等。B型超声诊断羊水过多的标准如下:①羊水最大暗区垂直深度(AFV)≥8cm诊断为羊水过多,其中AFV在8~11cm为轻度羊水过多,12~15cm为中度羊水过多,>15cm为重度羊水过多;②羊水指数(AFI)≥25cm诊断为羊水过多,其中AFI 25~35cm为轻度羊水过多,36~45cm为中度羊水过多,>45cm为重度羊水过多。也有认为以AFI大于该孕周的3个标准差或大于第97.5百分位数较为恰当。

2.胎儿疾病检查

需排除胎儿染色体异常时,可做羊水细胞培养,或采集胎儿脐带血细胞培养。了解染色体数目、结构有无异常,排除三体型染色体异常。同时可行羊水生化检查,若为胎儿神经管畸形(无脑儿、脊柱裂)、上消化道闭锁等,羊水中的甲胎蛋白平均值超过同期正常妊娠平均值3个标准差以上有助于诊断。可通过测定羊水中胎儿血型,预测胎儿有无溶血性疾病。还可用PCR技术检测胎儿是否感染细小病毒B19、梅毒、弓形体、单纯疱疹病毒、风疹病毒、巨细胞病毒等。

3.其他检查

母体糖耐量试验,Rh血型不合者检查母体抗体滴定度。

三、对母儿的影响

(一)对母体的影响

羊水过多时子宫张力增高,妊娠女性易并发妊娠期高血压疾病。胎膜早破、早产发生率增加。突然破膜宫腔内压力骤然降低,易发生胎盘早剥。子宫肌纤维伸展过度可致产后子宫收缩乏力,产后出血发生率明显增多。

(二)对胎儿的影响

胎位异常、胎儿窘迫,早产增多。破膜时羊水流出过快可导致脐带脱垂。羊水过多的程度越重,围产儿的死亡率越高。

四、处理

羊水过多的处理取决于胎儿有无畸形、孕周大小及妊娠女性自觉症状的严重程度。

(一)羊水过多合并胎儿畸形

(1)人工破膜引产:宫颈评分>7分者,破膜后多能自然临产,若12小时后仍未临产,可静脉滴注缩宫素诱发宫缩。破膜时需注意:行高位破膜,用穿刺针刺破胎膜1~2个小孔,使羊水缓慢流出,避免宫腔内压力骤然下降,以防发生胎盘早剥、血压骤降与休克;羊水流出过程中密切观察妊娠女性血压、心率变化。

(2)经羊膜腔穿刺放出适量羊水后,可注入依沙吖啶引产。

(二)羊水过多合并正常胎儿

应寻找病因,积极治疗糖尿病、妊娠期高血压疾病等母体疾病。母儿血型不合者,必要时可行宫内输血治疗。

前列腺素合成酶抑制剂(如吲哚美辛)有抗利尿作用。妊娠晚期羊水主要由胎儿尿液形成,抑制胎儿排尿能使羊水量减少。用药期间每周做1次B型超声监测羊水量。由于吲哚美辛可使胎儿动脉导管闭合,不宜长时间应用,妊娠>34周者也不宜使用。

胎肺不成熟者,应尽量延长孕周。自觉症状轻者,注意休息,取左侧卧位以改善子宫胎盘循环,必要时给予镇静剂。每周复查B型超声以便了解羊水指数及胎儿生长情况。自觉症状严重者,可经腹羊膜腔穿刺放出适量羊水,缓解压迫症状,并可通过放出的羊水做卵磷脂/鞘磷脂(L/S)比值、羊水泡沫试验等确定胎肺成熟度。在B型超声监测下,避开胎盘部位,以15~18号腰椎穿刺针穿刺,放羊水速度不宜过快,每小时约500mL,一次放羊水量不超过1500mL;注意严格消毒预防感染,密切观察妊娠女性血压、心率、呼吸变化、监测胎心,酌情给予镇静剂,预防早产。必要时3~4周后再次放羊水,以降低宫腔内压力。

羊水量反复增长,自觉症状严重者,妊娠≥34周,胎肺已成熟,可终止妊娠;如胎肺未成熟,可在羊膜腔内注入地塞米松10mg促胎肺成熟,24~48小时后再考虑引产。

(三)其他

分娩期应警惕脐带脱垂和胎盘早剥的发生。若破膜后子宫收缩乏力,可静脉滴注低浓度缩宫素加强宫缩,密切观察产程。胎儿娩出后及时应用宫缩剂,预防产后出血发生。

第二节　羊水过少

妊娠晚期羊水量少于300mL者,称为羊水过少。羊水过少的发生率为0.4%~4%。羊水过少严重影响围产儿预后,羊水量少于50mL,围产儿死亡率高达88%。

一、病因

羊水过少主要与羊水产生减少或羊水外漏增加有关。部分羊水过少原因不明,常见原因如下。

(一)胎儿畸形

胎儿畸形以胎儿泌尿系统畸形为主,如 Meckel-Gruber 综合征、Prune-Belly 综合征、Potter 综合征、肾小管发育不全、输尿管或尿道梗阻、膀胱外翻等引起少尿或无尿，导致羊水过少。染色体异常、脐膨出、膈疝、法洛四联症、水囊状淋巴管瘤，小头畸形、甲状腺功能减低等也可引起羊水过少。

（二）胎盘功能减退

过期妊娠，胎儿生长受限和胎盘退行性变均能导致胎盘功能减退。胎儿慢性缺氧引起胎儿血液重新分配，为保障胎儿脑和心脏血供，肾血流量降低，胎儿尿生成减少，导致羊水过少。

（三）羊膜病变

某些原因不明的羊水过少与羊膜通透性改变，以及炎症、宫内感染有关。胎膜破裂，羊水外漏速度超过羊水生成速度，可导致羊水过少。

（四）母体因素

妊娠期高血压疾病可致胎盘血流减少。在妊娠女性脱水，血容量不足时，妊娠女性血浆渗透压增高，使胎儿血浆渗透压相应增高，尿液形成减少。妊娠女性服用某些药物，如前列腺素合成酶抑制剂、血管紧张素转化酶抑制剂等有抗利尿作用，使用时间过长，可发生羊水过少。

二、临床表现及诊断

（一）临床表现

羊水过少的临床症状多不典型。妊娠女性于胎动时感腹痛，胎盘功能减退时常有胎动减少。检查见宫高腹围较同期孕周小，合并胎儿生长受限更明显，有子宫紧裹胎儿感。子宫敏感，轻微刺激易引发宫缩。临产后阵痛明显，且宫缩多不协调。在阴道检查时，发现前羊膜囊不明显，胎膜紧贴胎儿先露部，人工破膜时羊水流出极少。

（二）辅助检查

1.B 型超声检查

最重要的辅助检查方法。妊娠晚期羊水最大暗区垂直深度（AFV）≤2cm 为羊水过少，≤1cm 为严重羊水过少。羊水指数（AFI）≤5cm 诊断为羊水过少，<8cm 为羊水偏少。B 型超声检查还能及时发现胎儿生长受限，以及胎儿肾缺如、肾发育不全、输尿管或尿道梗阻等畸形。

2.羊水量直接测量

破膜时以容器置于外阴收集羊水，或剖宫产时用吸引器收集羊水。本方法缺点是不能早期诊断。

3.电子胎儿监护

羊水过少胎儿的胎盘储备功能减低，无应激试验(NST)可呈无反应型。分娩时主要威胁胎儿，子宫收缩致脐带受压加重，可出现胎心变异减速和晚期减速。

4.胎儿染色体检查

需排除胎儿染色体异常时可做羊水细胞培养，或采集胎儿脐带血细胞培养，进行染色体核型分析，荧光定量PCR法快速诊断。

三、对母儿的影响

(一)对胎儿的影响

当羊水过少时，围产儿死亡率明显增高。当轻度羊水过少时，围产儿死亡率增高13倍；当重度羊水过少时，围产儿死亡率增高47倍，死亡原因主要是胎儿缺氧和胎儿畸形。羊水过少如发生在妊娠早期，胎膜与胎体粘连造成胎儿畸形，甚至肢体短缺；如发生在妊娠中、晚期，子宫外压力直接作用于胎儿，引起胎儿肌肉骨骼畸形，如斜颈、曲背、手足畸形等；先天性无肾所致的羊水过少可引起Potter综合征(肺发育不全，长内眦赘皮襞、扁平鼻、耳大位置低、铲形手及弓形腿等)，预后极差，多数患儿娩出后即死亡。

(二)对妊娠女性的影响

手术分娩率和引产率均增加。

四、处理

根据胎儿有无畸形和孕周大小选择治疗方案。

(一)羊水过少合并胎儿畸形

确诊胎儿畸形应尽早终止妊娠。可选用B型超声引导下经腹羊膜腔穿刺注入依沙吖啶引产。

(二)羊水过少合并正常胎儿

寻找与去除病因。增加补液量，改善胎盘功能，抗感染。嘱妊娠女性自行计数胎动，进行胎儿生物物理评分，B型超声动态监测羊水量及脐动脉收缩期最高血流速度与舒张期最低血流速度(S/D)的比值，胎儿电子监护，严密监测胎儿宫内情况。

1.终止妊娠

对妊娠已足月、胎儿可宫外存活者，应及时终止妊娠。合并胎盘功能不良，胎儿窘迫，或破膜时羊水少且胎粪严重污染者，估计短时间不能结束分娩的，应采用剖宫产术终止妊娠，以降低围产儿死亡率。对胎儿贮备功能尚好，无明显宫内缺氧，人工破膜羊水清亮者,可以阴道试产。若选择阴道试产,需密切观察产程进展,连续监测胎心变化。

2.增加羊水量期待治疗

对妊娠未足月,胎肺不成熟者,可行增加羊水量期待治疗,延长妊娠期。可采用羊膜腔灌注液体法,以降低胎心变异减速发生率、羊水粪染率及剖宫产率。与此同时,应选用宫缩抑制剂预防早产。

第三节 脐带异常

脐带若发生先露或脱垂、缠绕、长度异常或打结等,可对胎儿造成危害。

一、脐带先露与脐带脱垂

胎膜未破时脐带位于胎先露部前方或一侧,称为脐带先露或隐性脐带脱垂。胎膜破裂,脐带脱出于宫颈口外,降至阴道内甚至露于外阴部,称为脐带脱垂。

(一)病因

(1)胎头未衔接时如头盆不称、胎头入盆困难。

(2)胎位异常,如臀先露、肩先露、枕后位。

(3)胎儿过小或羊水过多。

(4)脐带过长。

(5)脐带附着异常及低置胎盘等。

(二)对母儿的影响

1.对产妇影响

增加剖宫产率及手术助产率。

2.对胎儿影响

发生在胎先露部尚未衔接、胎膜未破时的脐带先露,因宫缩时胎先露部下降,一过性压迫脐带导致胎心率异常。胎先露部已衔接、胎膜已破者,脐带受压于胎先露部与骨盆之间,引起胎儿缺氧,甚至胎心完全消失;以头先露最严重,肩先露最轻。若脐带血循环阻断超过7～8分钟,胎儿可死于宫内。

(三)诊断

有脐带脱垂危险因素存在时,应警惕脐带脱垂的发生。胎膜未破,于胎动、宫缩后胎心率突然变慢,改变体位、上推胎先露部及抬高臀部后迅速恢复者,应考虑有脐带先露的可能,临产后应行胎心监护。胎膜已破出现胎心率异常,应立即行阴道检查,了解有无脐带脱垂和脐带血管有无搏动。在胎先露部旁或其前方,以及阴道内触及脐带者,或脐带脱出于外阴者,即可确诊。B型超声及彩色多普勒超声等有助于明确诊断。

(四)治疗

1.脐带先露

经产妇,胎膜未破,宫缩良好者,取头低臀高位,密切观察胎心率,等待胎头衔接,宫口逐渐扩张,胎心持续良好者,可经阴道分娩。初产妇或足先露、肩先露者,应行剖宫产术。

2.脐带脱垂

发现脐带脱垂,胎心尚好,胎儿存活者,应争取尽快娩出胎儿。

(1)宫口开全:胎头已入盆,行产钳术;臀先露行臀牵引术。

(2)宫颈未开全:产妇立即取头低臀高位,将胎先露部上推,应用抑制子宫收缩的药物,以缓解或减轻脐带受压;严密监测胎心同时,尽快行剖宫产术。

(五)预防

妊娠晚期及临产后,超声检查有助于尽早发现脐带先露。对临产后胎先露部迟迟不入盆者,尽量不行或少行肛查或阴道检查。

二、脐带缠绕

脐带围绕胎儿颈部、四肢或躯干者,称为脐带缠绕。90%为脐带绕颈,以绕颈1周者居多,占分娩总数的20%左右。发生原因与脐带过长、胎儿小、羊水过多及胎动频繁等有关。脐带绕颈对胎儿影响与脐带缠绕松紧、缠绕周数及脐带长短有关。

(一)胎先露部下降受阻

脐带缠绕使脐带相对变短,影响胎先露部入盆,可使产程延长或停滞。

(二)胎儿窘迫

当缠绕周数多、过紧使脐带受牵拉,或因宫缩使脐带受压,导致胎儿血循环受阻,胎儿缺氧。

(三)胎心率变异

出现频繁的变异减速。

(四)脐带血流异常

彩色多普勒超声检查:在胎儿颈部发现脐带血流信号。

(五)B型超声检查

脐带缠绕处皮肤有明显压迹,脐带缠绕1周呈U形压迹,内含一小圆形衰减包块,并可见其中小短光条;脐带缠绕2周呈W形;脐带缠绕3周或3周以上呈锯齿形,其上为一条衰减带状回声。出现上述情况应高度警惕脐带缠绕,特别是胎心监护出现频繁的变异减速,吸氧,改变体位不能缓解时,应及时终止妊娠。产前超声诊断为脐带缠绕,在分娩过程中应加强监护,一旦出现胎儿窘迫,及时处理。

三、脐带长度异常

脐带正常长度为30～100cm,平均长度为55cm。脐带短于30cm者,称为脐带过短。妊娠期间脐带过短常无临床征象,临产后因胎先露部下降,脐带被牵拉过紧,使胎儿血循环受阻,因缺氧出现胎心率异常;严重者导致胎盘早剥。胎先露部下降受阻,引起产程延长,以第二产程延长居多。抬高床脚和吸氧,胎心率仍无改善,应立即行剖宫产术结束分娩。脐带过长易造成脐带绕颈、绕体、打结、脱垂或脐带受压。

四、脐带打结

脐带打结有假结和真结两种。脐带假结是指因脐血管较脐带长,血管卷曲似结或因脐静脉较脐动脉长形成迂曲似结,通常对胎儿影响不大。脐带真结多先为脐带缠绕胎体,后因胎儿穿过脐带套环而成真结。脐带真结较少见,发生率为1.1%。若脐带真结未拉紧则无症状,拉紧后胎儿血循环受阻可致胎死宫内。多数在分娩后确诊。

五、脐带扭转

脐带扭转,胎儿活动可使脐带顺其纵轴扭转呈螺旋状,生理性扭转可达6～11周。脐带过分扭转在近胎儿脐轮部变细呈索状坏死,引起血管闭塞或伴血栓形成,胎儿可因血运中断而致死亡。

六、脐带附着异常

在正常情况下,脐带附着于胎盘胎儿面的近中央处。脐带附着于胎盘边缘者,称为球拍状胎盘,分娩过程中对母儿无大影响,多在产后检查胎盘时发现。脐带附着于胎膜上,脐带血管通过羊膜与绒毛膜间进入胎盘者,称为脐带帆状附着,若胎膜上的血管跨过宫颈内口位于胎先露部前方,称为前置血管。当胎膜破裂时,伴前置血管破裂出血达100mL时可导致胎儿休克或死亡。若前置血管受胎先露部压迫,可导致脐血循环受阻,胎儿窘迫或死亡。临床表现为胎膜破裂时发生无痛性阴道流血,伴胎心率异常或消失,胎儿死亡。取流出血涂片检查,查到有核红细胞或幼红细胞并有胎儿血红蛋白,即可确诊。产前超声检查应注意脐带附着在胎盘的部位。

七、脐血管数目异常

当脐带只有一条动脉时,为单脐动脉。大多数病例在产前用B型超声可以发现。如果B型超声只发现单脐动脉这一因素,而没有其他结构异常,新生儿预后良好,如果同时有其他超声结构异常,非整倍体及其他畸形的风险增高,如肾脏发育不全、无肛门、椎骨缺陷等。

第八章

羊水栓塞

羊水栓塞(AFE),是指在分娩过程中羊水进入体循环中引起的急性缺氧、血流动力学衰竭和凝血的妊娠期过敏反应综合征。是严重的分娩并发症,死亡率高达60%~70%。

第一节　流行病学

1989—1991年我国孕产妇死亡的资料中,羊水栓塞占孕产妇死亡的4.7%,是孕产妇死亡原因的第3位。据北京市20世纪90年代统计,羊水栓塞占孕产妇死亡原因的15.5%,在美国、澳大利亚,羊水栓塞是孕产妇死亡原因的第2位,占孕产妇死亡原因的10%,在英国占7%。有学者报道我国上海地区从1958—1983年资料统计羊水栓塞发生率为1:14838。也有学者研究发现,羊水栓塞的发病率在美国为1:(8000~80 000);最近,美国2个大样本调查研究表明,羊水栓塞在经产妇和初产妇的发生率分别是14.8/10万和6.0/10万。澳大利亚近27年致命性羊水栓塞的发病率为1.03/10万。据报道,羊水栓塞引起死亡的孕产妇占孕产妇死亡的10%~20%。羊水栓塞孕产妇死亡率高达60%~70%,在不同的文献报道中,羊水栓塞的母亲死亡率有很大的不同。在美国国家登记资料5年统计羊水栓塞孕产妇死亡率是61%;英国国家登记统计资料羊水栓塞孕产妇死亡率是37%。某市1985—1995年间的75例羊水栓塞患者中死亡54例,死亡率为68%。虽然急救技术迅速发展,仍有约25%病例可即时或发病后1小时内死亡。大部分幸存者又都存在因缺氧导致的永久性神经损害。胎儿死亡率约为21%,羊水栓塞发生在分娩前,胎儿的预后较差,胎儿的存活率大概是40%,在幸存的新生儿中29%～50%存在神经系统损害。

羊水栓塞绝大部分发生在妊娠晚期,尤以第一产程多见,罕有在产后48小时发病的。1995年Stevent Clark分析的46例羊水栓塞患者中,70%发生在产程中、胎儿娩出之前;11%发生在阴道分娩,胎儿刚刚娩出后;19%发生在剖宫产中。

第二节　发病机制

早期研究发现,在产科因循环衰竭死亡后的尸体解剖中发现肺组织有羊水成分,经电子扫描图像显示在母体子宫下段局部,子宫颈内膜血管和胎盘着床部的血管中发现微血栓。因此,传统的观点认为,羊水栓塞是羊水内容物进入母血循环,导致肺部血管机械性梗阻,引起肺栓塞、肺动脉高压、急性肺水肿、肺心病、左心衰、低血压、低氧血症、凝血以致产生全身多器官功能障碍。

近期,有学者等研究认为与栓塞相比,AFE更可能是母体对胎儿成分的过敏反应,并建议称其为妊娠期过敏反应综合征。羊水或羊水内容物如鳞状上皮、黏液、毳毛及胎脂等,在子宫收缩下,从子宫下段或宫颈内膜破裂的静脉进入母血循环,在胎盘早剥、子宫破裂、剖宫产术、妊娠中期钳刮术、引产术或羊膜腔穿刺注药引产术时,羊水可直接由开放血管进入母血循环后,在某些女性中激发了一系列复杂的与人类败血症及过敏相似的病理反应;内毒素介质的释放是继发病理生理过程的核心。

一、有关羊水栓塞的发病机制

目前认为羊水栓塞是由于羊水活性物质进入母血循环引起的"妊娠过敏样综合征"。引起羊水栓塞的羊水中的活性物质有:花生四烯酸的代谢产物、白三烯、前列腺素、血栓素及血小板活性因子、过敏因子、组织样促凝物质。这些活性物质进入血循环后可引起肺支气管痉挛、血小板聚集、血管内凝血,主要表现为心肺功能障碍、肺动脉高压、缺氧,继而发生多脏器损害等综合征。

(一)AFE时血流动力学的变化

既往的观点认为,AFE导致肺部血管机械性梗阻,引起肺动脉高压、急性肺水肿、肺心病、左心衰低血压、低氧血症,最终产生全身多器官功能障碍。而近来研究等认为,正常羊水进入母血循环可能并无危害。有学者等用全羊水灌注兔的离体肺,未产生由于机械性栓塞而引起的肺动脉高压和肺水肿,但在镜下检查发现有胎儿毛发及上皮细胞沉着在血管内,也无明显的血管痉挛发生;而用不含羊水有形成分的羊水样血浆灌注离体肺,虽无机械样栓塞现象,但能立即使肺动脉压升高,产生肺水肿。这些结果证明AFE致心肺循环障碍的原因不完全是羊水中有形成分引起的机械栓塞,而是由于羊水入血后多种活性物质释放所引起的病理变化。

(二)白三烯在羊水栓塞发病中的作用机制

白三烯是一组具有多种作用的生物活性物质,参与炎症和变态反应,又称为慢反应物质。当机体受到各种刺激和抗原抗体反应,会引起白三烯释放,它是过敏反应的重要介质,可导致过敏性哮喘或过敏性休克。白三烯能使支气管平滑肌强烈持久收缩,增加毛细血管通透性和促进黏膜分泌,具有收缩肺血管的作用。可导致严重的低氧血症并产生低氧性肺动脉高压反应。另外,白三烯还具有强大的中性粒细胞、单核细胞和巨细胞趋化聚集作用,使肺血管膜和肺泡上皮损伤,引起肺水肿。此外,白三烯有负性肌力作用,影响心脏动力,使心输出量显著下降,再加上白三烯使血管通透性增高,血浆漏出,导致循环血量下降。

(三)前列腺素在羊水栓塞发病中的作用

前列腺素是花生四烯酸的代谢产物,大剂量的花生四烯酸使血小板产生血栓素烷(TXA_2),从而使血管收缩,增加毛细血管的通透性;还可使血小板聚集,促使血栓形成。目前,一些动物实验提供了羊水栓塞的发生与前列腺素之间的紧密联系,认为羊水栓塞对肺部的病理改变(如肺动脉高压、肺水肿)是由前列腺素及其代谢物血栓素所致。另外,呼吸衰竭和低氧血症时前列环素(PGI_2)与血栓素烷(TXA_2)比例失去平衡,促使血小板聚集,导致弥散性血管内凝血(DIC)形成。

(四)羊水栓塞与肥大细胞类胰蛋白酶

羊水栓塞由于异体抗原在母血中的暴露,会引起一种过敏反应,在此反应发生时,T细胞和肥大细胞释放的颗粒中有一种肥大细胞类胰蛋白酶参与体内过敏反应。补体在激活羊水栓塞的发病机制中有重要的作用,在羊水栓塞的患者,补体C3和C4水平比正常妊娠低2~3倍。有研究发现,9例羊水栓塞患者中7例胎儿抗原升高,补体C3平均水平2.44mmol/L,C4平均水平0.59mmol/L显著低于自然分娩产后的对照组6.52mmol/L和1.63mmol/L,C3、C4水平分别降低8%和5%。

(五)血管内皮素-1与羊水栓塞发病的关系

有研究在1998年发现羊水栓塞死亡者的肺泡、细支气管内皮、肺血管内皮均有内皮素-1表达,而羊水中胎儿上皮细胞-1十分丰富,内皮素-1与羊水栓塞时血流动力学及肺动脉高压的病理机制有密切关系,它可使肺血管及气道系统收缩。

二、羊水栓塞发病的高危因素

(一)宫缩过强

宫缩过强使宫内压增高,羊水易被挤入已破损的小静脉内。正常情况下羊膜腔内压力为0~15mmHg,与子宫内肌层、绒毛间隙压力相似。临产后,第一产程内,子宫收缩时羊膜腔内压力上升为40~70mmHg,第二产程时可达100~175mmHg,而宫腔内静脉压力为20mmHg,羊膜腔内压力超过静脉压,羊水易被挤入已破损的小静脉血管内。此外,宫缩过强使子宫阔韧带受到牵拉,宫底部被举起而离开脊柱,减轻对下腔静脉的压力,回心血量增加,有利于羊水进入母血循环。多数学者认为羊水栓塞与过强子宫收缩、不恰当使用宫缩剂有关。有学者曾分析广州市羊水栓塞死亡病例中,85%有过量使用催产素或前列腺素制剂催产、引产的病史。而1995年有学者的研究认为当宫内压超过40mmHg时子宫血流完全停止,静脉血流已被阻断,羊水与子宫血流之间的交流也被阻断,因而认为羊水栓塞不一定与过强宫缩有关。

(二)其他因素

子宫体或子宫颈有病理性或人工性开放血窦,如在前置胎盘、胎盘早剥、胎盘边缘血管破裂、胎盘血管瘤、人工胎膜、宫颈扩张术、引产、剖宫产术等各种原因造成的子宫体或宫颈血窦开放均是羊水栓塞发生的高危因素。2008年有学者对美国多家医院近300万个分娩病例进行分析,显示羊水栓塞发生率是7.7/10万。分析其基础资料见羊水栓塞发病率较高的因素有:年龄>35岁,发病率为15.3/10万;高龄初产妇21.4/10万;前次行剖宫产术8.0/10万;糖尿病28.1/10万;双胎9.0/10万;前置胎盘231.9/10万;胎盘早剥102.5/10万、妊娠高血压11.5/10万;先兆子痫65.5/10万;子痫197.6/10万;胎膜早破7.8/10万;人工破膜5.4/10万;引产11.3/10万;绒毛膜、羊膜炎15.3/10万;胎儿窘迫15.5/10万;难产6.2/10万;产钳18.3/10万;胎头吸引器7.3/10万;行剖宫产术分娩15.8/10万。其中以母亲年龄、前置胎盘、胎盘早剥、子痫和剖宫产术是最突出的有关因素。

第三节　病理生理

羊水栓塞是羊水进入母体循环而引起的一系列严重症状的综合征。基本病理生理学是由于微循环中的外来物质和激活的继发的内源性介质相互作用引起的急性过敏性反应综合征。开始于肺血管紧张收缩,导致严重的低血氧、血流动力学的改变,包括心肺功能衰竭、急性右心衰竭、左心衰竭、休克等，继而出现凝血及出血。临床表现主要为急性呼吸困难、急性进行性心肺功能衰竭，在许多病例迅速出现凝血功能障碍。其主要死亡原因为突发性心肺功能衰竭，难以纠正的休克，大量出血或多脏器功能衰竭。最近，根据国际羊水栓塞登记资料分析认为羊水栓塞主要临床表现在血流动力学、血液学和特殊的过敏性休克三方面。

羊水进入子宫静脉，经下腔静脉回心→右心房→右心室→肺动脉肺循环→体循环。羊水中的胎儿抗原进入母体循环引起急性过敏反应及一系列的病理生理学变化，主要的病理生理变化有以下几方面。

一、急性过敏反应

羊水中的胎儿抗原进入母体循环引起一系列急性过敏反应，激活一些过敏反应的因素和介质，主要有花生四烯酸代谢产物：白三烯(LT)、前列环素 I_2(PGI$_2$)、血栓素(TXA$_2$)和肥大细胞脱颗粒释放类胰蛋白酶(MCT)、组胺等。这些过敏反应介质，特别是白三烯可导致过敏性哮喘和过敏性休克，患者产生过敏性休克样反应，出现寒战、严重休克状态，休克程度与出血量不成正比例。

二、急性肺动脉高压

羊水中的抗原物质引起的过敏反应，各种介质、细胞因素以及有形成分可引起肺动脉痉挛和栓塞，产生急剧的血流动力学改变。当羊水进入肺血管时，羊水中的 $PGF_{2\alpha}$ 等可引起肺血管痉挛，血管阻力升高，产生急性肺动脉高压。肺换气功能受影响，出现低血氧。肺动脉高压在羊水栓塞后10～30分钟发生。

羊水栓塞时肺动脉高压使右心前负荷加重，引起急性右心衰竭；肺血管痉挛使肺静脉缺血；左心回心血量减少、左心功能衰竭；心输出量下降，体循环血压降低。左心功能衰竭的原因可能与低氧对心肌损害、冠状动脉血流下降至心肌缺血及羊水对心肌的直接影响因素有关。

当母体受到胎儿抗原的刺激可产生抗原抗体反应，白三烯、前列腺素的释放直接影响肺血管完整性，并具有强大的中性粒细胞、单核细胞和巨噬细胞的趋化聚集作用，使肺血管和肺泡上皮损伤，支气管黏膜分泌增加，引起肺水肿。羊水栓塞时肺动脉高压、肺水肿还与羊水中的前列腺素及其代谢物血栓烷有关。羊水能诱发白细胞产生前列腺素，大剂量的花生四烯酸使血小板产生血栓素(TXA$_2$)，从而使血管收缩，增加毛细血管的通透性。介质白三烯有收缩肺血管及增加肺毛细血管通透性的效应。有学者在动物实验中观察到注入碳环TXA$_2$入猫体内后，引起全身血管阻力升高，心输出量显著下降，因此认为血栓烷参与羊水栓塞的病理生理改变。

另外，羊水内容物可阻塞肺小动脉和毛细血管，形成广泛微小栓子，使肺血循环产生机械性阻塞，使肺泡失去换气功能。肺栓塞后严重影响肺内毛细血管氧的交换，微血管内血液灌注失调，缺氧和肺水肿。同时迷走神经兴奋引起反射性肺血管痉挛和支气管分泌亢进，亦加重肺动脉高压的病理改变。

三、急性缺氧

羊水栓塞时各种因素引起肺动脉高压及支气管痉挛，导致血流淤滞和阻塞，以及血流通气比例失调。肺血管床面积减少50%以上，肺动脉压平均上升超过20mmHg。肺动脉高压使肺血液灌注量明显减少，即肺高压。低灌注而出现急性呼吸衰竭，引起急性缺氧。明显的一过性氧饱和度下降，常在开始阶段出现，并在许多幸存者中引起神经系统的损伤。肺缺氧时，肺泡及微血管通透性增加；羊水中的抗原性物质及一些细胞活化因素、内毒素、介质等引起过敏样反应，使肺毛细血管通透性增加，血浆部分渗出，导致肺间质及肺泡内水肿，进一步加重缺氧。白三烯类化合物能使支气管平滑肌强烈持久地收缩，增加毛细血管通透性和促进黏膜分泌；具有收缩肺血管的作用，可导致严重的低氧血症，并产生低氧性肺动脉高压反应。肺局部缺氧可使肺血管内皮损伤、血小板聚集、肺血管内微血栓形成、肺出血、肺功能进一步损害。缺氧还可使肺泡表面活性物质的产生减少，分解增多，肺泡下陷，无效腔增加致难治性进行性缺氧。最终导致急性呼吸衰竭，成人呼吸窘迫综合征等一系列肺部疾患。羊水栓塞发生急性缺氧的原因可归纳为：①肺血管痉挛，肺动脉高压致换气障碍；②支气管痉挛，通气障碍；③肺水肿、成人呼吸窘迫综合征使通气、换气障碍；④心力衰竭、呼吸衰竭、DIC等进一步加重缺氧。根据美国国家统计资料分析，羊水栓塞中有83%的患者有实验检测异常和临床缺血缺氧表现。

四、弥散性血管内凝血

在妊娠后期，无论正常妊娠或病理妊娠均有凝血因子的增加，从血液学角度来说都是处于高凝状态。其血中的凝血因子如纤维蛋白原，凝血酶原Ⅷ、Ⅶ、Ⅴ因子等一个或多个凝血因子处于高水平。羊水栓塞作为一个启动因素可加速凝血，造成弥散性血栓形成，发生DIC。约有50%的羊水栓塞患者会发生继发性的DIC，不管分娩的方式如何，50%的病例DIC发生在发病4小时以内，起始症状常在发病20～30分钟。

尽管接受了适当的积极治疗,仍有75%的患者死于严重的出血和凝血功能障碍。

羊水栓塞造成DIC的原因是多方面的。

1.羊水进入体循环后激活母体凝血系统,造成凝血功能障碍。启动凝血过程,羊水中含有大量的凝血因子Ⅹ、Ⅱ、Ⅶ等,并且还含有外源性凝血系统的组织因子。组织因子可能是羊膜细胞合成的。另外,胎儿皮肤、呼吸道、生殖上皮的组织因子可能也是羊水中该成分的主要来源。羊水进入母体循环后,促凝物质即可激活外凝血系统,形成复合物即凝血酶原,使凝血酶原形成凝血酶,后者使纤维蛋白原转化为纤维蛋白。同时羊水中凝血活酶样物质可直接促使血液凝固,使血液呈暂时性高凝状态。血管内微血栓形成,迅速消耗大量凝血因子,纤维蛋白原减少。

2.促进血小板聚集及活化:羊水内颗粒物质具有促血小板聚集和血小板破坏的作用,血小板聚集增加促进微血栓的形成。广泛的微血栓形成,会导致血小板的大量消耗,加重了血小板消耗性减少的程度。

3.激活纤溶系统同时羊水中又有活化因子(纤溶激活酶)可激活血浆素酶(纤维蛋白溶酶原,Pg)形成血浆素(纤维蛋白溶酶P),对血浆中纤维蛋白原和纤维蛋白起水解作用,产生纤维蛋白降解产物(FDP),积聚于血液中,FDP有抗凝作用,使血液的高凝状态迅速进入纤溶活跃状态,迅速出现出血倾向和产后出血,血液不凝,引起出血性休克。

4.呼吸衰竭和低氧血症时前列环素(PIG_2)与血栓素烷(TXA_2)比例失去平衡,使血小板聚集,DIC形成。肺血管内微血栓可加重肺动脉痉挛,肾血管内微血栓可使肾灌注量减少,造成急性肾衰竭。

五、多脏器功能衰竭

羊水栓塞时由于急剧的心肺功能衰竭、严重缺氧及弥散性血管内凝血导致脏器缺血缺氧,常引起多脏器功能衰竭。脑部缺氧可致抽搐或昏迷,造成神经系统损害的后遗症。由于低血容量、肾脏微血管栓塞,肾脏缺血缺氧可引起肾组织损害,导致急性肾衰竭。肺部缺氧可导致肺水肿、肺出血、成人呼吸窘迫综合征、呼吸衰竭等。多脏器功能衰竭是羊水栓塞死亡的重要原因之一,不少患者经紧急抢救虽然渡过了肺动脉高压、休克及DIC出血,但最终仍因多脏器功能衰竭而死亡。

第四节　临床表现

羊水栓塞多发生在分娩过程中,尤其在胎儿即将娩出前,或产后短时间内,极少超过产后48小时。罕见的羊水栓塞发生在临产前,或妊娠中期手术,经腹羊膜腔穿刺术创伤和生理盐水羊膜腔灌注术,剖宫产术者多发生在手术过程中。Clark所分析的羊水栓塞患者,70%发生在产程中胎儿娩出前,11%发生在阴道分娩胎儿刚刚娩出后,19%发生在剖宫产术中。

羊水栓塞典型的临床表现为突然发生的急性心肺功能障碍、肺动脉高压、严重低氧血症、深度低血压、凝血功能障碍和难以控制的出血。表现为呼吸困难、发绀、循环衰竭、凝血障碍及昏迷五大主要症状。

一、急性心、肺功能衰竭

主要是在产程中,尤其是在刚破膜后不久,或分娩前后短时间内,产妇突然发生烦躁不安、寒战、气急等先兆症状;继而出现呼吸困难、发绀、抽搐、昏迷、血压下降、肺底部啰音等过敏样反应和急剧的心肺功能障碍的症状。严重者发病急骤甚至没有先兆症状,仅惊叫一声或打一个哈欠,血压迅速下降或消失,产妇可在数分钟内迅速死亡。经肺动脉导管发现羊水栓塞的患者,有瞬时的肺动脉压升高,左心功能不全,一定程度的肺水肿或成人呼吸窘迫综合征的表现。

二、严重的低氧血症

由于肺动脉高压和休克,患者出现严重的低氧血症,出现发绀、呼吸困难,血氧分压及氧饱和度急剧下降,PaO_2可降至80mmHg以下,一般在60~80mmHg。

三、休克

由肺动脉高压引起的心力衰竭、急性循环呼吸衰竭及变态反应引起心源性和过敏性休克。患者出现烦躁不安、寒战、发绀、四肢厥冷、出冷汗、心率快、脉速而弱、血压下降;DIC高凝期的微血栓形成,使急性左心输出量低下或心脏骤停致循环衰竭;凝血功能障碍凝血因子消耗致出血等均会引起急性循环衰竭、缺血、缺氧等休克的临床表现。

四、凝血障碍

高凝期出现与出血不成比例的休克,此期持续时期很短,一般难以发现,凝血后期由于微血栓致脏器功能障碍。患者经过短暂的高凝期后,继之发生难以控制的全身广泛性出血,大量阴道流血,切口渗血、全身皮肤黏膜出血、消化道大出血甚至暴发性坏疽。有部分患者有急性严重的DIC而无心肺症状,这部分患者以致命的消耗性凝血继发严重的广泛性出血表现为主。

五、急性肾衰竭与多脏器功能衰竭

羊水栓塞后期患者出现少尿或无尿和尿毒症的表现。这主要是由循环功能衰竭引起的肾缺血及DIC高凝期形成的血栓堵塞肾内小血管,引起肾脏缺血、缺氧,导致肾脏器质性损害。羊水栓塞弥散性血管内凝血可发生在多个器官系统,DIC微血栓终末器官功能紊乱的发病率如下:皮肤70%、肺50%、肾50%、垂体后叶50%、肝脏35%、肾上腺30%、心脏20%。

一般把呼吸困难、发绀、循环衰竭、凝血障碍及昏迷列为羊水栓塞五大主要症状。有学者根据美国国家登记统计资料分析46例羊水栓塞患者主要症状体征的出现频率为:缺氧100%、低血压100%、胎儿窘迫100%、肺栓塞或成人呼吸窘迫综合征93%、心脏骤停87%、发绀83%、凝血83%、呼吸困难49%、支气管痉挛15%、瞬时高血压11%、抽搐48%、弛缓失张23%、咳嗽7%、头痛7%、胸痛2%。同时报道超过50%的患者出现继发于凝血的产后出血。

第五节　诊断

一、临床诊断

羊水栓塞临床诊断标准包括:①急性低血压或心脏骤停;②急性缺氧,表现为呼吸困难、发绀或呼吸停止;③凝血机制障碍,实验室数据表明血管内纤维蛋白溶解或无法解释的严重出血;④以上症状发生在子宫颈扩张、子宫肌收缩、分娩、剖宫产时或产后30分钟内;⑤对上述症状缺乏其他有意义的解释。

二、实验室诊断

(一)检测母亲外周血浆 Sialyl Tn 抗原浓度

Sialyl Tn 是一种存在于胎粪和羊水中的抗原物质,在出现羊水栓塞症状的患者,其血清中 Sialyl Tn 明显升高,羊水栓塞发生是因为母胎屏障被破坏,使羊水及其有形成分入血。羊水和胎粪进入母血后使 Sialyl Tn 抗原出现在母血中,可用其敏感的单克隆抗体检测。有学者发现胎粪和羊水中的 Sialyl Tn 抗原能与单克隆抗体 TKH-2 特异性结合。羊水粪染的产妇血清中的 Sialyl Tn 抗原(20.3±15.4)U/mL,略微高于羊水清亮产妇,而在羊水栓塞或羊水栓塞样综合征患者血清中,SialylTn 抗原有明显升高[(105.6±59.0)U/mL,P<0.01],该方法可以较为直接地证实胎粪或羊水来源的黏蛋白是否进入了母体循环,是一种简单、无创、敏感的诊断羊水栓塞的方法。

(二)血涂片羊水有形成分的检查

取母体中心静脉(下腔静脉、右心房、肺动脉)血,离心后分3层,下层为血细胞,上层为血浆,中层为一层薄的蛋白样组织,其中该层可查找到羊水中的毳毛、胎脂、鳞状上皮、黏液,如为阳性说明有羊水进入母体血循环中。亦有从气管分泌物中找中羊水角化细胞。有学者对血中羊水成分检查的方法进行改良;取外周血2~3mL于肝素抗凝管中、混匀、离心,从血浆液面1mm处取10~20μL血浆于载玻片上寻找脂肪颗粒及羊齿状结晶及羊水其他有形物质。将余下的全部血浆移到另一试管内,再离心,将沉淀物分别染成涂片、中等厚度片和厚片共3张,待干或酒精灯烘干、瑞氏染色,油镜下寻找角化上皮、羊齿状结晶等羊水成分,其中羊齿状结晶在涂片干后不经染色即可镜检。在18例羊水栓塞患者中,有15例找到羊水成分,11例找到脂肪颗粒,其中有9例为羊水结晶与脂肪颗粒均于同一标本内找到。可见羊水栓塞患者外周血中羊水的有形物质检出率为83.33%,而对照组正常产妇其外周血羊水有形成分检出率为11.11%,差异有显著性。对照组中未检出角化上皮及羊水结晶,仅见脂肪颗粒。

有学者对心脏病分娩时产妇进行 Swan-Gang 导管监测时,在肺动脉内也发现羊水成分,无任何 AFE 临床症状。因此认为血中有羊水成分不能确认为羊水栓塞。在我们多年的临床实践中,认为有羊水栓塞的典型临床症状,配合外周血羊水成分检测阳性,有利于羊水栓塞的早期诊断、早期处理。因方法简单、快速,在基层医院可进行检测,因此,目前在临床中仍有一定应用价值,特别是在基层医院。

(三)抗羊颌下腺黏液性糖蛋白的单克隆抗体(TKH-2)诊断羊水栓塞

TKH-2能检测到胎粪上清液中极低浓度的Siglyl Tn抗原,被TKH-2识别的抗原不但在胎粪中大量存在,同时也可出现在清亮的羊水中。用放射免疫检测法在胎粪污染的羊水和清亮的羊水中都可测到Siglyl Tn抗原。现发现Siglyl Tn抗原是胎粪和羊水中的特征成分之一。随着免疫组织技术的不断发展,通过羊水栓塞死亡的人体组织研究,用免疫组织方法诊断羊水栓塞,TKH-2诊断羊水栓塞是最敏感的方法之一,也是进一步研究的重点。

(四)检测锌-粪卟啉(Znep-1)

Znep-1是胎粪的成分之一,可通过荧光测定法在高压液相色谱仪上测定,是一种快速无损、敏感的诊断方法,以35nmol/L作为临界值。有将血清Znep-1和SialyI Tn抗原测定作为羊水栓塞首选的早期诊断方法,亦可用于诊断不典型的羊水栓塞。

(五)急性DIC的实验室诊断

(1)血小板计数:血小板减少是急性DIC的一个特征,发生羊水栓塞时,外凝系统被激活,在凝血酶的作用下,血小板聚集为微血栓,存在于肺、肝、脾等内脏器官的微血管内,故外周血液中的血小板数减少,常低于$100 > 10/L$或进行性下降,甚至低于$50 \times 10^9/L$,血小板下降可作为DIC的基本指标之一。

(2)血浆纤维蛋白原含量<1.5g或呈进行性下降。

(3)血浆鱼精蛋白副凝试验(3P)试验阳性或血浆FDP>20ng/L,或血浆D-2聚体水平较正常增高4倍以上。

(4)凝血酶原测定时间(PT)延长或缩短3秒以上,部分活化凝血酶原时间(APTT)延长或缩短10秒以上。多数患者APTT在50~250秒之间,甚至>250秒。

(5)抗凝血酶Ⅲ(AT-Ⅲ)活性<60%。

(6)外周血破碎红细胞>2%~10%,进行性贫血、血红蛋白尿等。

(7)血浆内皮素-1(ET-1)水平>80mg/L。

由于DIC早期临床表现缺乏特异性,而常规检查项目在DIC的早期呈现阳性结果的很少,近年提出前DIC(Pre-DIC)的主要诊断依赖分子标志物的检查。主要标志物有:凝血酶原片段1和2(F1+2)、凝血酶、抗凝血酶复合物(TAT)、纤维蛋白肽A(FPA)、可溶性纤维素单体复合物(SFMC)、抗凝血酶Ⅲ(AT-Ⅲ)、β-血小板球蛋白(β-TG)、纤维蛋白降解产物(FDP)、D-二聚体、纤溶酶纤溶酶抑制复合物(PIC)等,这些项目目前在一般的医院尚未开展。DIC的早期有血小板进行性下降、FDP和D-二聚体进行性增高。SFMC、TAT、PIC增高或部分项目增高对确定DIC的存在有参考意义。羊水栓塞所致的

DIC是来自羊水中组织因子进入血液及继发性缺氧激活凝血因子形成微血栓;纤溶系统也被激活。其临床表现为凝血因子的消耗所致的出血和微血栓所致的脏器功能不全。其实验室检查是凝固系统的抑制物AT-Ⅲ和纤溶系的抑制物同等程度被消耗。

三、其他辅助诊断

(一)胸部X线检查

90%以上的患者可出现肺部X线异常改变,主要表现为肺栓塞及肺水肿。肺水肿时可见双肺圆形或密度高低不等的片状影,呈非节段性分布。多数分布于两肺下叶,以右侧多见,一般数天内可消失。可伴有肺不张、右心影扩大。上腔静脉及奇静脉增宽。但肺部X线正常也不能排除羊水栓塞。

(二)超声心动图检查

超声心动图对提供心脏功能状态和指导治疗是需要的,在羊水栓塞的患者可见右心房扩大、房间隔移向左边,有时见左心变成D型,显示右心高压。三尖瓣关闭不全,显示严重的右心功能障碍。经食管超声心动图(TOE)检查最近用于羊水栓塞心肺功能的检测,常显示严重右心功能不全,包括右心扩大、舒张期室间隔平坦、三尖瓣反流和肺动脉高压,TOE检查可排除较大的肺血栓。

(三)血气分析

主要表现是严重低氧血症,并是进行性下降,血氧饱和度常在80%以下;严重缺氧时可≤40mmHg。动脉血气分析显示代谢性酸中毒或呼吸性酸中毒,常呈现混合性酸中毒。$PaCO_2 > 40mmHg$、BE、HCO_3^-浓度降低。

(四)心电图

可显示窦性心动过速,ST-T变化,心脏缺血缺氧的心电图改变。

(五)放射性核素扫描或肺动脉造影

放射性核素[131]I肺扫描有显影缺如,充填缺损。此方法简单、快速、安全。肺动脉造影可诊断肺栓塞,X线征象可见肺动脉内充盈缺损或血管中断、肺段血管纹理减少。肺动脉造影还可以测量肺动脉楔压,对辅助诊断有帮助,但其并发症较多,目前很少应用。

(六)死亡后诊断及病理诊断

1.取右心室血液检查

患者死亡后,取右心血置试管内离心,取沉淀物上层作涂片,找羊水中的有形成分,发现羊水中的有形成分如角化物、胎脂、毳毛等可作诊断。但因在非羊水栓塞死亡的产妇肺中亦有发现羊水有形成分,因而此法只能作为参考。

2.肥大细胞类胰蛋白酶的免疫组化检测

在过敏反应时,T细胞和肥大细胞释放的颗粒中有一种肥大细胞类胰蛋白酶(Met)参与体内过敏反应,过敏休克和羊水栓塞死亡的尸体,检测其血液和肺组织,其Met含量增多。Met是一种中性蛋白酶,参与过敏反应过程,在血清中相当稳定,是肥大细胞脱颗粒易于观察的一种标识。用免疫组化法检测体内组织Met增多,可提示体内存在过敏反应,结合病理形态改变,可增加过敏性休克诊断的可靠性。

3.羊水中角蛋白的检测

从尸解病例中取肺脏组织,在肺脏的小血管内出现角化物、胎脂、胎粪、毳毛等可做出羊水栓塞的诊断。传统的HE染色染出的脱落的角化上皮和血管内脱落的上皮很难鉴别,特异性不强。某校用曲苯利蓝-2B染液,在吸入羊水死亡的胎儿肺脏及羊水栓塞死亡的产妇肺脏的小血管内,均检出条索状、蓝色均匀一致的角化上皮,此种方法对脱落的角化上皮染色具有特异性,而对血管内皮不染色,因此能区别血管内皮,具有很强的特异性和准确性。

4.羊水栓塞主要的病理改变

在肺小动脉和肺毛细血管中发现角化鳞状上皮、无定形碎片,胎脂、黏液或毳毛等所组成的羊水栓子,可诊断为羊水栓塞。羊水成形物质多见于肺、肾,也可见于心、脑、子宫、阔韧带等,最具特征性的改变是肺小动脉和毛细管内可见羊水有形成分。特殊免疫组化(TKH-2)标记羊水成分中的神经氨酸2N2乙酰氨基半乳糖抗原(Sialyl Tn)、肺肥大细胞类胰蛋血酶等可以协助诊断。

目前早期诊断羊水栓塞仍然比较困难,临床上仍是依靠典型的临床表现、体征及从中心静脉或动脉插管中找到胎儿鳞状上皮或碎片和相应的辅助检查、协助诊断。确诊羊水栓塞主要依据是病理尸体解剖。

四、鉴别诊断

羊水栓塞应与肺血栓、过敏性反应、休克、产后出血、子痫抽搐、胎盘早剥、心肌梗死、急性肺水肿、充血性心力衰竭、空气栓塞、气胸等作鉴别诊断。

(一)肺血栓

妊娠晚期,血黏度增加,血液处于高凝状态,偶有因下肢深静脉或盆腔静脉血栓脱落致肺血栓,其症状与羊水栓塞相似。肺血栓多见于阴道产后或剖宫产术后数天,下地活动时突然发病;突发性胸痛、呼吸困难、发绀、休克、突然死亡。根据无羊水栓塞诱因,发病经过与羊水栓塞不同,血液学检查无DIC改变。胸部X线表现及CT对肺栓塞的诊断有很大帮助。

(二)过敏反应

羊水栓塞早期症状常见过敏样反应、寒战,需与过敏反应鉴别。过敏反应患者常有或在输液中发生症状,少见发绀、缺氧、呼吸困难等症状。血液检查无DIC改变,无严重的缺氧,X线肺部无羊水栓塞的表现。用抗过敏药地塞米松推注后迅速好转。

(三)子痫

羊水栓塞常有昏迷、抽搐,应与子痫鉴别。子痫时血压明显升高,有蛋白尿,出现典型的子痫抽搐。根据发病经过、临床症状、体征、辅助检查常可鉴别。

(四)急性充血性心力衰竭

羊水栓塞呼吸困难、缺氧须与急性充血性心力衰竭相鉴别。后者常见有心脏病的病史、心界扩大、奔马律、双肺弥漫性湿啰音,少见休克。血液学检查无DIC改变。

(五)出血性休克

患者出现出血症状,伴休克;常有面色苍白、出冷汗,其症状与延缓型羊水栓塞相似。而产后出血性休克常有出血原因存在,如宫缩乏力、子宫破裂、胎盘因素、软产道损伤、血液病等;休克时伴中心静脉压下降。根据病史、体征、血液DIC检查、胸片等可以鉴别。羊水栓塞的休克常有呼吸困难及发绀、中心静脉压上升,临床上两者有时难以完全区别。然而在治疗上有相同之处。

(六)心肌梗死

是冠状动脉急性闭塞、血流中断,心肌因严重而持久缺血以致局部坏死。患者常剧烈胸痛、胸部紧缩感、有冠心病或心肌病病史,少数见于梅毒性主动脉炎。无肺部啰音,心绞痛发作时心电图有特殊改变,示ST段明显抬高,或胸前导联出现T波高耸或缺血图形。

(七)脑血管急症

脑血管瘤或脑血管畸形破裂,常见突然昏迷、抽搐、缺氧、休克、瞳孔散大等。根据神经系统检查有病理反射定位体征,偏瘫、CT检查可以鉴别。

(八)气胸

系肺泡和脏层胸膜破裂、肺内气体通过裂孔进入胸腔所致,在产程中用力屏气可发生突发性气胸,常见症状有胸痛、伴刺激性咳嗽、呼吸困难。发绀、肺部呼吸音低。叩诊鼓音。患侧胸部或颈部隆起,有捻发感。X线见患侧透明度增高,纵隔偏移、血压常正常。

第六节　治疗

羊水栓塞患者多数死于急性肺动脉高压、呼吸循环衰竭、心脏骤停及难以控制的凝血功能障碍。急救处理原则包括生命支持、稳定产妇的心肺状态、正压供气,抗休克、维持血管的灌注、纠正凝血功能障碍等措施。

一、纠正呼吸循环衰竭

心肺复苏及高级生命支持羊水栓塞时,由于急剧血流动力学的变化致心脏骤停、心肺衰竭,如不能及时复苏,大部分患者可在10分钟内死亡。产科急救医师必须熟练掌握心肺复苏(CPR)技术,包括基础生命支持(BLS)和高级生命支持(ACLS),熟悉妊娠期间母体生理改变对复苏效果的影响。

基础生命支持采用初级CABD方案:①进行胸外按压、心前区叩击复律(Circulation,C),必要时心脏电击除颤;②开放气道(Airway,A);③提供正压呼吸(Breathing,B);④评估(Defibrillation,D)。目标是针对恢复道气通畅、建立呼吸循环。

高级生命支持采用高级ABCD方案,包括:①尽快气管插管(A);②确定气管套管位置正确,确定供氧正常,高流量正压供氧(B);③建立静脉通道,检查心率并监护,使用合适药物(C);④评估,鉴别诊断处理可逆转的病因(D)。

复苏用药包括:①肾上腺素0.5~1mg静推,可重复用药,隔3~5分钟重复一次;②碳酸氢钠,复苏早期不主张用碳酸氢钠纠正酸中毒,主要通过ABCD方案以改善通气换气及血液循环,多主张经历一段时间CPR后,临床无明显改善,才考虑用碳酸氢钠,并根据血气分析指导用量;③心率缓慢可用阿托品,每次0.5~1mg静推;④用药途径,近10多年来已放弃使用心腔注射,改用静脉注射或气管内给药,用0.9% NaCl 10mL稀释,经导管注入气管内。但多次气管内给药可致动脉氧分压下降,一次注射中断CPR的时间不能超过10秒。

二、正压供氧,改善肺内氧的交换

羊水栓塞的起始症状是由于肺动脉痉挛和栓塞,血管阻力升高,产生急性肺动脉高压;出现严重的呼吸困难、发绀和低氧,应立即行气管内插管呼气末正压供氧,以改善肺泡毛细血管缺氧,减少肺泡渗出液及肺水肿,从而改善肺呼吸功能,减轻心脏负担及脑缺氧,有利于昏迷的复醒。充分吸氧可最大限度地缓解脑和心肌缺血及酸中毒引起的肺动脉痉挛,改善缺氧,避免由于缺氧造成的心、脑、肾缺氧而致的多脏器功能衰竭。

三、抗过敏

患者出现寒战,咳嗽、胸闷与出血量不成比例的血压下降时,可给地塞米松20mg静脉缓注。临床诊断为羊水栓塞者再给地塞米松20mg加入10%葡萄糖液250~500mL静脉滴注;或氢化可的松200mg静脉推注,然后以100~300mg置于葡萄糖液中静脉点滴,每日可用500~1000mg。目前,临床上用地塞米松较多,较少使用氢化可的松。

四、抗休克

休克主要因过敏反应、心肺功能衰竭、肺动脉高压、迷走神经反射、DIC高凝期及消耗性低凝期出血所致。补充血容量、恢复组织血流灌注量是抢救休克的关键。应立即开放两条输液通道,放置中心静脉导管,测定中心静脉压;必要时也可作输液用。休克早期以补充晶体液及胶体液为主,常选用乳酸钠林格溶液(含钠130mmol/L、乳酸28mmol/L),各种平衡盐液。胶体液常用右旋糖酐70、羟乙基淀粉(706羟甲淀粉浆)、全血、血浆等。最好选用新鲜冰冻血浆,因内含有纤维蛋白原及抗凝血酶Ⅲ(AT-Ⅲ);在补充血容量的同时可有利于改善凝血功能障碍。伴有出血时,如血红蛋白低于50~70g/L、红细胞低于$1.8×10^{12}$/L,血细胞比容低于24%时,应补充全血。补液量和速度最好以血流动力学监测指标作指导,当CVP超过18cmH$_2$O时,应注意肺水肿的发生。有条件的应采用Swan-Ganz导管行血流动力学监测。血液循环恢复灌注良好的指标为:尿量>30mL/h,收缩压>100mmHg,脉压>30mmHg,中心静脉压为5.1~10.2cmH$_2$O。

对于由急性呼吸循环衰竭而致的休克,及经补充血容量仍不能纠正的休克可使用正性心肌药物,常用多巴胺。多巴胺是体内合成肾上腺素的前体,具有β受体激动作用,也有一定α受体激动作用,低浓度时有增强α受体兴奋作用,能增强心肌收缩力,增加心排出量,对外周血管有轻度收缩,高浓度时β受体兴奋作用,对内脏血管(肾、肠系膜、冠状动脉)有扩张作用,可增加心,肾的血流量。多巴胺用量一般40~100mg加入5%葡萄糖溶液250mL静滴,根据血压调节用量,起始剂量0.5~1.0μg/(kg·分钟)可逐渐增加至2~10μg/(kg·分钟)。多巴酚丁胺20mg加入5%葡萄糖液100mL中,按5~10μg/(kg·分钟)静脉滴注。每日总量可达240~480mg,但滴速不宜过快。抗休克的另一个选择药物为去甲肾上腺素,它可以升压并同时增加心肌输出量和肾灌注量。

五、解除肺血管及支气管痉挛,减轻肺动脉高压

解除肺血管及支气管痉挛降低肺动脉高压的药物如下。

(一)盐酸罂粟碱

可阻断迷走神经反射引起的肺血管及支气管平滑肌的痉挛,促进气体的交换,解除迷走神经对心脏的抑制,对冠状动脉,肺及脑血管均有扩张作用。用盐酸罂粟碱30～60mg,加入5%葡萄糖250mL静滴,可隔12小时重复使用,每天总量不超过300mg,是解除肺动脉高压的首选药物。

(二)血管扩张剂

酚妥拉明为α肾上腺素受体阻滞剂,直接扩张小动脉和毛细血管解除肺动脉高压,起始剂量0.1mg/分钟,维持剂量0.1～0.3mg/分钟。可将酚妥拉明10～20mg加入5%葡萄糖液250mL内,缓慢滴注,用静脉泵控制滴速。不良反应有低血压,心动过速,停药后消失。血管扩张剂可抑制肺动脉收缩,可降低肺动脉压力,从而降低右心室后负荷,增加右心排出量,改善通气,改善肺气体弥散交换功能,减轻心脏前负荷。常用药物除酚妥拉明外还可选用肼屈嗪、前列环素静脉滴注。最近有应用一氧化氮吸入,气管内滴入硝普钠:用0.9%生理盐水稀释的硝普钠液少量分次气管内滴入。血管扩张剂与非洋地黄类增强心肌收缩力的药物合用更合理更有效。在临床上对肺动脉高压、肺水肿或伴休克患者多采用多巴胺和酚妥拉明联合静脉滴注,有较好的效果。血管扩张剂常见的不良反应有体循环血压下降,用药过程中应特别注意初始用药剂量,密切观察患者血压的变化。

(三)氨茶碱

能解除血管痉挛,舒张支气管平滑肌,降低静脉压与右心负担,可兴奋心肌,增加心搏出量,适用于急性肺水肿。每次250mg加入10%葡萄糖溶液20mL,静脉缓慢滴注。

(四)阿托品

能阻断迷走神经对心脏的抑制,使心率加快,改善微循环,增加回心血量、减轻肺血管及支气管痉挛,增加氧气交换。每次0.5～1mg静脉注射。心率减慢者可使用。

六、处理凝血功能障碍

羊水栓塞DIC的发生率约50%,往往造成严重的难以控制的出血,是羊水栓塞患者死亡的主要原因之一。凝血功能障碍表现为微血管病理性溶血,低纤维蛋白原血

症、凝血时间延长、出血时间延长及纤维蛋白降解产物增加。处理方面包括抗凝、肝素的应用、补充凝血因子等。

(一)抗凝治疗肝素的应用

由于羊水栓塞并发DIC其原发病灶容易去除,是否应用肝素治疗似有争议。大多数学者认为应在羊水栓塞的早期应用肝素。羊水进入母体循环后血高凝状态,一般发生在起始症状4分钟至1小时之间,在此段期间应该及时应用肝素,早期用肝素是抢救成功的关键。肝素具有强大的抗凝作用,它能作用于血液凝固的多个环节,抑制凝血活酶的生成,对抗已形成的凝血活酶,阻止纤维蛋白的形成,其作用是通过加速抗凝血酶Ⅲ(AT-Ⅲ)对凝血酶的中和作用,阻止凝血酶激活因子Ⅷ,影响纤维蛋白单体的聚合和加速AT-Ⅲ中和激活的因子Ⅸ、Ⅺ和Ⅹ。阻止血小板及各种凝血因子的大量耗损,并能阻止血小板凝集和破坏,防止微血栓形成,肝素主要用于抗凝,对已形成的血栓无溶解作用,故应用宜早。在羊水栓塞病因已祛除,在DIC凝血因子大量消耗期,以出血为主的消耗性低凝期不宜使用肝素;或在小剂量肝素使用下补充凝血因子。

在应用肝素过程中应密切监测,应做凝血时间(试管法),监测凝血时间在25～30分钟为肝素适量;<12分钟为肝素用量不足;>30分钟出血症状加重考虑为肝素过量。肝素过量时应立即停用肝素,需用鱼精蛋白对抗,1mg鱼精蛋白可中和100U(1mg)普通肝素。临床上用药剂量可等于或稍多于最后一次肝素的剂量。一般用量为25～50mg,每次剂量不超过50mg。经静脉缓慢滴注,约10分钟滴完。

肝素有效的判断包括:①出血倾向改善;②纤维蛋白原比治疗前上升400mg/L以上;③血小板比治疗前上升$50×10^9$/L以上;④FDP比治疗前下降1/4;⑤凝血酶原时间比治疗前缩短5秒以上;⑥AT-Ⅲ回升;⑦纤维蛋白肽A转为正常。

停用肝素的指征:①临床上病情明显好转;②凝血酶原时间缩短至接近正常,纤维蛋白原升至1.5g以上,血小板逐渐回升;③凝血时间超过肝素治疗前2倍以上或超过30分钟;④出现肝素过量症状,体征及实验室检查异常。

低分子肝素(LMWH)有显著的抗Ⅹa和抗Ⅱa(凝血酶)作用。与普通肝素相比,因肽链较短,而保留部分凝血酶活性。抗因子Ⅹa与抗凝血酶活性之比为3.8:1,在拥有较强抗Ⅹa作用的同时对Ⅱa影响较小,较少引起出血的危险。主要用于血栓栓塞性疾病。近年有报道用于治疗早、中期DIC,但羊水栓塞DIC发病急促,用广谱的抗凝药物普通肝素为宜。

(二)凝血因子的补充

DIC在高凝状态下,消耗了大量凝血因子和血小板,迅速转入消耗性低凝期,患者出现难以控制的出血,血液不凝,凝血因子减低,血小板减少,纤维蛋白原下降,在这种情况下必须补充凝血因子。新近的观点认为在活动性未控制的DIC患者,输入洗涤浓缩红细胞,浓缩血小板、AT-Ⅲ浓缩物等血液成分是安全的。

临床上常用的凝血因子种类如下。

1.新鲜冰冻血浆(FFP)

除血小板外,制品内含有全部凝血因子,其浓度与新鲜全血相似。一般200mL一袋的FFP内含有血浆蛋白60～80g/L,纤维蛋白原2～4g/L,其他凝血因子0.7～1.0U/mL,及天然的抗凝血物质如AT-Ⅲ、蛋白C及凝血酶。一般认为,若输注FFP的剂量10～20mL/kg体重,则多数凝血因子水平将上升25%～50%。由于大多数凝血因子在比较低的水平就能止血,故应用FFP的剂量不必太大,以免发生循环超负荷的危险,通常FFP的首次剂量为10mL/kg,维持剂量为5mL/kg。

2.浓缩血小板

当血小板计数<50×10^9/L,应输注血小板,剂量至少1U/10kg体重。

3.冷沉淀

一般以400mL全血分离的血浆制备的冷沉淀为1袋,其容量为20～30mL。每袋冷沉淀中含有因子Ⅷ约100U,含约等于200mL血浆中的von Willebrand因子(vWF),此外,还含有250～500mL/L的纤维蛋白及其他共同沉淀物,包含各种免疫球蛋白等。

4.纤维蛋白原

当纤维蛋白原<1.5g/L,可输注纤维蛋白原或冷沉淀,每天用2～4g,使血中纤维蛋白原含量达到1g/L为适度。

5.AT-Ⅲ浓缩剂的应用

肝素的抗凝作用主要在于它能增强AT-Ⅲ的生物学活性。如血中AT-Ⅲ含量过低,则肝素的抗凝作用明显减弱。只有AT-Ⅲ浓度达到正常时,肝素的疗效才能发挥出来。因此,有人主张对AT-Ⅲ水平较低的患者,应首先应用AT-Ⅲ浓缩剂,然后再用肝素抗凝,往往会收到更好的疗效。在肝素治疗开始时,补充AT-Ⅲ既可以提高疗效,又可以恢复正常的凝血与抗凝血的平衡。国内已有AT-Ⅲ浓缩剂制剂,但未普及,可用正常人血浆或全血代替。冻干制品每瓶含AT-Ⅲ 1000U,初剂量为50U/kg,静注,维持剂量为每小时5～10U/kg。

6.凝血酶原复合物(pec)

每瓶pec内约含有500U的因子Ⅸ和略低的因子Ⅱ、Ⅶ和Ⅹ,由于该制品内含有不足量的活化的凝血因子,所以有些制品内已加入肝素和(或)抗凝血Ⅲ(AT-Ⅲ)以防止应用后发生血栓栓塞。使用pec特有的危险是发生血栓性栓塞并发症;虽然在制剂中添加少量肝素后血栓栓塞并发症大为减少。

羊水栓塞所致的DIC的处理原则是积极祛除病因,尽早使用肝素抗凝治疗。当病情需要时可输注血制品做替代治疗,但所有的血制品必须在抗凝的基础上应用。在采用血制品进行替代治疗之前,最好先测定抗凝血酶Ⅲ(AT-Ⅲ)的含量。若AT-Ⅲ水平显著降低,表明DIC的病理过程仍在继续,此时只能输注浓缩红细胞、浓缩血小板、AT-Ⅲ浓缩剂,或输含AT-Ⅲ成分的新鲜冰冻血浆,避免应用全血、纤维蛋白原浓缩剂及冷沉淀。AT-Ⅲ含量恢复正常是DIC病理过程得到控制的有力证据,此时补充任何所需要的血液制品都是安全的。补充凝血因子应在成功抗凝治疗及DIC过程停止后仍有持续出血者(DIC过程停止的指征是观察AT-Ⅲ水平被纠正),则凝血因子缺乏具有高度可能性,此时补充凝血因子既必要又安全。凝血因子补充的量应视病情而定,一般认为成功抗凝治疗以后,输注血小板及凝血因子的剂量,应使血小板计数 $>80\times10^9/L$,凝血酶原时间 $<20s$,纤维蛋白原 $>1.5g/L$。若未达到上述标准,应继续补充凝血因子和输注血小板。

(三)抗纤溶治疗

最近多数学者再次强调,抗纤溶药物如6-氨基己酸,抗血纤溶芳酸,氨甲环酸等使用通常是危险的,其可以延长微血栓存在的时间,加重器官功能的损害。因此,抗纤溶治疗,绝对不能应用于DIC过程高凝状态在继续的患者,因为此时仍需要纤溶活性以便尽快地消除微血栓,改善脏器的血流,恢复脏器功能。抗纤溶治疗只有在原发病及激发因素治疗,抗凝治疗,补充凝血因子3个治疗程序已经采用,DIC过程已基本停止,而存在纤维蛋白原溶解亢进的患者。

七、预防感染

常规预防性使用抗生素。使用对肝肾功能损害较小的抗生素。

八、纠正酸碱紊乱

羊水栓塞患者常有代谢性酸中毒或呼吸性酸中毒,常呈现混合性酸中毒。羊水栓塞时治疗代谢性酸中毒通过加强肺部通气,以排出 CO_2 和肾排出 H^+,使 H^+-Na^+ 交换增加,保留 Na^+ 和 HCO_3^-,以调节酸碱平衡。轻症酸中毒者,清除病因、纠正脱水后,能自行纠正,一般无须碱剂治疗,而重症者则需补充碱剂。

九、产科处理原则

羊水栓塞发生后,原则上应先改善母体呼吸循环功能,纠正凝血功能障碍,病情稳定后即应立刻终止妊娠,祛除病因,否则病情仍会继续恶化。产科处理原则如下。

(1)如在第一产程发病,经紧急处理,产妇血压、脉搏平稳后,胎儿未能立即娩出,应行剖宫产术结束分娩。

(2)如在第二产程发病,则应及时行产钳助产结束分娩。

(3)产后如大量出血,凝血功能障碍应及时输注新鲜血、新鲜冰冻血浆、补充凝血因子、浓缩纤维蛋白原抑肽酶等。若经积极处理仍未能控制出血时即行子宫切除术,可减少胎盘剥离面大血窦的出血,又可阻断残留子宫壁的羊水及有形物质进入母血循环。子宫切除后因凝血功能障碍手术创面渗血而致的腹腔内出血,一般情况下使用凝血因子能奏效;若同时伴有腹膜后血肿、盆腔阔韧带血肿等可在使用凝血因子的同时行剖腹探查止血。亦有使用髂内动脉介入栓塞术,阻止子宫及阴道创面的出血,疗效未肯定。

(4)关于子宫收缩剂的应用,可常规的应用适量的缩宫素及前列腺素,但不可大量应用,加大宫缩剂的用量未能达到减少出血的效果,同时可能将子宫血窦中的羊水及其有形物质再次挤入母体循环而加重病情。

十、预防

羊水栓塞尚无特殊的预防方法,提出以下几点应注意的问题。

(1)做好计划生育工作。

(2)不行人工剥膜引产,人工破膜应避开宫缩,需引产或加强宫缩者,在人工破膜后2小时再决定是否采用催产素静脉滴注。

(3)掌握催产素使用指征及常规,专人看护观察,以防宫缩过强,必要时应用镇静剂及宫肌松弛药物。

(4)严格掌握剖宫产术指征,宫壁切口边缘出血处用钳夹后缝合,减少羊水进入母血循环。

(5)中期妊娠钳刮术,先破膜后再用宫缩药。采用羊膜腔内注药引产,应选用细针穿刺,在B型超声检查指引下避开胎盘,争取一次成功,避免胎盘血窦破裂而发生羊水栓塞。用水囊引产者,注入量不要过多,速度不要过快,避免子宫破裂而引起羊水栓塞。对晚期妊娠活胎引产,不适宜应用米非司酮、卡孕栓及各种不规范的引产方法,因其可诱发强烈宫缩而发生羊水栓塞。米索前列醇用于妊娠晚期引产的适宜剂量仍未明确,宜用最低有效剂量,剂量过大易引起宫缩过强致羊水栓塞及子宫破裂。

参考文献

[1]陈玉阁等主编.妇产科诊疗技术与手术要点[M].长春:吉林科学技术出版社,2019.03.

[2]李洪国等主编.妇产科疾病鉴别诊断与处置[M].长春:吉林科学技术出版社,2019.03.

[3]郑美云,陶真兰主编.临床妇产科疾病诊治和急救[M].长春:吉林科学技术出版社,2019.05.

[4]张凤著.临床妇产科诊疗学[M].昆明:云南科技出版社,2020.09.

[5]胡相娟主编.妇产科疾病诊断与治疗方案[M].昆明市:云南科学技术出版社,2020.07.

[6]成立红编著.妇产科疾病临床诊疗进展与实践[M].昆明:云南科学技术出版社,2020.09.

[7]李境主编.现代妇产科与生殖疾病诊疗[M].开封:河南大学出版社,2020.01.

[8]崔静主编.妇产科症状鉴别诊断与处理[M].开封:河南大学出版社,2020.04.

[9]陈映霞主编.妇产科与儿科规范诊疗[M].吉林科学技术出版社,2019.06.

[10]郎潞燕编著.实用妇产科基础与临床[M].长春:吉林科学技术出版社,2019.08.

[11]刘慧赏等主编.实用妇产科新实践[M].长春:吉林科学技术出版社,2019.12.

[12]傅萍主编.傅萍诊治先兆流产特色经验[M].北京:中国中医药出版社,2017.12.

[13]朱丽丽,罗昭永,于婷儿,余映辉主编;张晓艳,乔国莉,饶燕,王圣坦副主编.妇产科临床诊断要点与综合治疗 下 第2版[M].长春:吉林科学技术出版社,2019.08.

[14]陈建明,苗竹林主编.复发性流产[M].广州:广东科技出版社,2015.06.

[15]陆国辉,张学主编.产前遗传病诊断第2版 上[M].广州:广东科技出版社,2020.01.

[16]李巧珍等编著.精编妇产科疾病诊治要点与技巧[M].长春:吉林科学技术出版社,2019.05.

[17]曹燕花主编.现代妇科肿瘤诊断与防治[M].长春:吉林科学技术出版社,2019.03.

[18]杨增金主编.现代产科常见病诊疗与急症处置[M].长春:吉林科学技术出版社,2019.03.

索 引